Cora Goslar

Lebenskrisen meistern mit Qigong

Cora Goslar

Lebenskrisen meistern mit

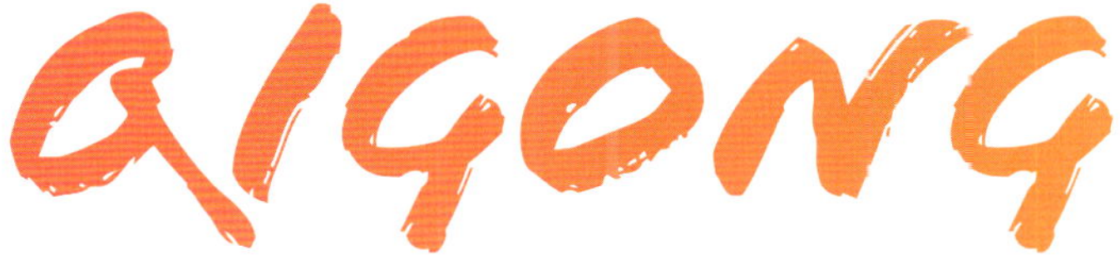

Himmel und Erde verbinden

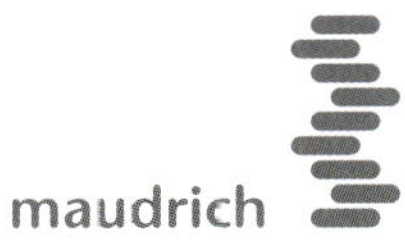

Hinweis zur Anwendung der Übungen

Alle in diesem Buch beschriebenen Übungen dienen ausschließlich Informationszwecken. Diese Informationen können Sie eigenverantwortlich in das Praktizieren der Übungen umsetzen.

Die hier vorgestellten Übungen sind Vorschläge aufgrund eigener Erfahrungen und sind nicht als Verordnung für bzw. gegen irgendein Leiden zu werten. Die Behandlung von Leiden und Krankheit unterliegt Ärzt:innen und in Deutschland auch Heilpraktiker:innen. Therapeut:innen, die diese Methode in ihre Arbeit integrieren möchten, dürfen dies nur mit einer ärztlichen Verordnung. Laien dürfen diese Übungsauswahl als Selbsthilfeprogramm (auf eigene Verantwortung) zur Gesunderhaltung und Förderung der Gesundheit anwenden.

Eine Haftung der Autorin für unerwünschte Wirkungen, die sich aus den vorgeschlagenen Übungen ergeben, ist ausgeschlossen.

Bibliografische Information der Deutschen Nationalbibliothek
Die Deutsche Nationalbibliothek verzeichnet diese Publikation in der Deutschen Nationalbibliografie; detaillierte bibliografische Daten sind im Internet über http://dnb.d-nb.de abrufbar.

Umschlaggestaltung: Facultas Verlags- und Buchhandels AG
Umschlagbild: © Todd Fuller, Adobe Stock
Lektorat: Mag. Katharina Schindl, Wien
Typographie und Satz: Florian Spielauer, Wien
Druck: Finidr, Tschechien
ISBN 978-3-99002-139-2 (Print)
ISBN 978-3-99111-525-0 (E-PDF)

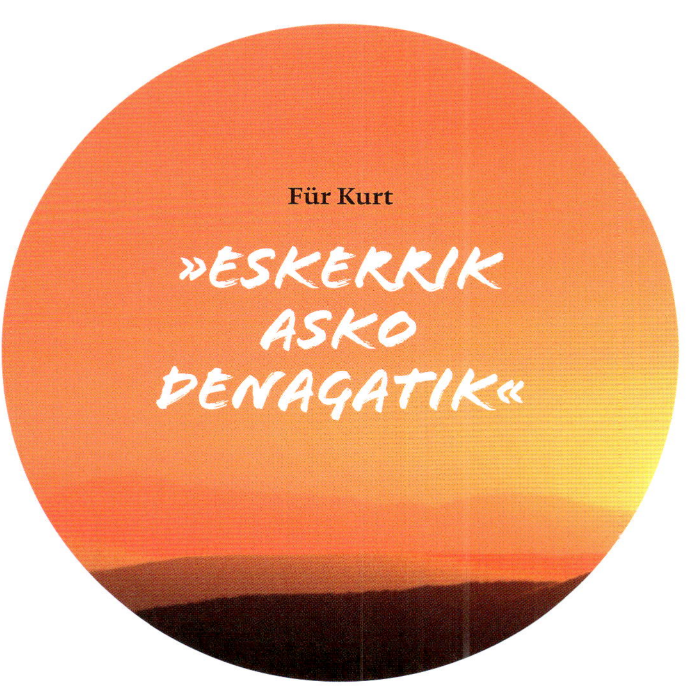
Für Kurt
»ESKERRIK
ASKO
DENAGATIK«

Vorwort

Lebenskrisen gehören zum Leben dazu. Stecken wir mittendrin, fühlen wir uns selten wohl. Doch in der Rückschau können wir meist erkennen, dass wir an Lebenskrisen gewachsen sind, dass sich unser Leben weiterentwickelt hat. „Alles ist immer in Bewegung." Das ist ein Satz, der sich nicht nur auf die Qigong-Übungen bezieht, sondern auf das Leben allgemein. Leben ist Veränderung. Verändert sich etwas in uns, reagiert unser Umfeld: nimmt wahr, nimmt Stellung (im positiven wie im negativen Sinne), bietet Hilfe an, bittet selbst um Hilfestellung o. Ä. Verändert sich etwas in unserem Umfeld, sind wir es selbst, die sich daran anpassen müssen. Es ist ein dauernder Prozess. In Veränderungsprozessen verabschieden wir Gewohntes und öffnen uns für Neues, begleitet von unterschiedlichsten Emotionen.

Unsere innere Haltung hat Einfluss darauf, wie gut ein Veränderungsprozess gelingt. Da wir die Zukunft nicht kennen, halten wir nicht selten an Gewohntem, Bekanntem und Vertrautem fest und haben Angst vor dem, was auf uns zukommt. Oder wir werden wütend und kämpfen darum, dass das Alte bleibt. Je größer der Widerstand und der emotionale Schmerz im Abschied sind, desto intensiver erleben wir die verschiedenen Phasen des Abschieds und die Trauer um das Vergangene. Wie hilfreich ist es in solchen Prozessen, wenn die einzelnen Phasen näher bekannt sind und auch Unterstützung zur Verfügung steht!

Im Sinne der Selbstfürsorge kann auch regelmäßiges Üben von Qigong helfen, Wogen zu glätten, die eigene Mitte zu stärken und Neuem zuversichtlich zu begegnen. Nur sollte es im Akutfall nicht zu umständlich sein, solche Übungen zu erlernen.

Um Ihnen möglichst schnell eine Hilfe in schwierigen Lebenssituationen anbieten zu können, habe ich aus mir bekannten Übungsmethoden des Qigong Yangsheng von Prof. Jiao Guorui leicht erlernbare Übungen zusammengestellt, die Sie in 20 Minuten praktizieren können. Aus meiner eigenen Erfahrung weiß ich, dass ist es gerade in Lebenskrisen und Abschiedssituationen, die emotional tief bewegen oder lange andauern, besonders wichtig ist, eine Art „inneren Hafen“ anlaufen zu können, in dem die stürmische See der herausfordernden Situationen uns vorübergehend nichts anhaben kann. Der „innere Hafen“ steht dann als Sinnbild für mehr Entspannung und mehr emotionale Stärkung und Erdung. Diesen „inneren Hafen“ suchte ich täglich erfolgreich auf, um mich mit Qigong-Übungen in der häuslichen Palliativ-Versorgung meines Mannes zu stärken. Mein Geist wurde ruhiger, mein Atem tiefer, ich konnte meinen Körper wieder spüren, mich in meiner Mitte sammeln. Täglich auf diese Weise gestärkt, konnte ich mich den jeweiligen Herausforderungen gelassener und mit mehr Energie stellen, dessen war und bin ich mir sicher. Das galt natürlich auch für die emotional herausfordernde und kräftezehrende Zeit seines Übergangs und auch nach seinem Tod. Qigong als zuverlässiger Begleiter mit positiver Wirkung auf mein Allgemeinbefinden ist geblieben – bis heute. Veränderungen sehe ich inzwischen viel gelassener entgegen.

Damit das exklusiv zusammengestellte Qigong-**ÜBUNGSPROGRAMM** auch in Ihrer Lebenskrise positive Wirkung zeigen kann, habe ich die Übungen in Text, Fotos und Videos für Sie kombiniert. Das ermöglicht Ihnen, auch ohne jegliche Übungserfahrung mit Qigong umgehend mit dem Üben zu beginnen. Bei diesem **ÜBUNGSPROGRAMM** handelt es sich um eine Art Schnupperangebot. Damit können Sie herausfinden, ob Ihnen Qigong als regelmäßige (am besten tägliche) Selbstregulierungs- und Selbstentwicklungsmethode liegt und ob es Wirkung zeigt. Und Sie können sofort starten, ohne zunächst Kurse belegen zu müssen, was ich Ihnen für die vertiefende Praxis jedoch unbedingt empfehle.

Sollte Ihr Ansinnen sein, sofort mit dem Üben loszulegen, lesen Sie bitte zuerst die Kontraindikationen im Kapitel „Wann Sie Qigong nicht praktizieren sollten“, S. 116. Wenn Sie eigenverantwortlich feststellen, dass gesundheitliche Einschränkungen nicht im Wege stehen bzw. Sie medizinischen Rat eingeholt haben und Ihnen bestätigt wurde, dass diese Qigong-Übungen für Sie keine Gesundheitsgefährdung darstellen, können Sie gleich zu den Kapiteln 7 („Wissenswertes zum **ÜBUNGSPROGRAMM**“, S. 140) und 8 („Das Qigong-**ÜBUNGSPROGRAMM** in Wort und Bild“, S. 159) weitergehen, in denen Ihnen die Übungen im Einzelnen vorgestellt werden. Oder Sie beginnen sofort mit dem Mitüben anhand der Videos, die auf S. 220 ff. kurz vorgestellt werden. Diese können Sie mittels QR-Code downloaden.

In Veränderungsprozessen, die alles in Bewegung bringen, kann es aber auch ein wertvoller Gegenpol sein, zunächst neues Wissen aufzunehmen, um den eigenen Horizont zu erweitern. Wenn Ihnen in diesem Sinne also zunächst nach mehr theoretischem Grundwissen zu Veränderungs-, Trauer- und Abschiedsprozessen, zur Traditionellen Chinesischen Medizin (TCM) sowie zur Geschichte und Wirkungsweise des Qigong im Allgemeinen und meinem **ÜBUNGSPROGRAMM** für mentales Qigong im Besonderen zumute sein sollte, lesen Sie hier einfach weiter. Der Bewegungsimpuls für die Qigong-Übungen kommt möglicherweise nach der intellektuellen Bewegung des Gehirns.

Sollten Sie es bevorzugen, ein Kapitel nach dem anderen zu lesen, werden Ihnen Wiederholungen bestimmter Inhalte begegnen, die beabsichtigt sind und mehrere Gründe haben. Wiederholungen ermöglichen ein besseres Verinnerlichen der Botschaft. Es handelt sich um wichtige Inhalte, die, aus unterschiedlichen Blickwinkeln betrachtet, von jedem Menschen unterschiedlich oder manchmal auch nicht erfasst werden, je nach Zusammenhang. Da das Buch mit Theorie- und Praxisteil so konzipiert ist, dass Sie nicht alle Kapitel intensiv lesen müssen, bevor Sie mit dem Üben beginnen, sind bestimmte Inhalte kürzer oder ausführlicher in mehreren Kapiteln vertreten.

Der Untertitel des Buches „Himmel und Erde verbinden“ bezieht sich auf den Namen einer der Übungen und hat für mich mehrere Bedeutungen: Die Erde ist Yin, der Himmel ist Yang. Sie stehen nicht nur für die Gegensätzlichkeit mit Blick auf das eine und das andere, sondern in der TCM im Symbol des Taiji (allgemein als Yin-Yang-Symbol bekannt) für das Ganze im Großen wie auch im Kleinen, im Makrokosmos wie im Mikrokosmos. Diese zwei Gegensätzlichkeiten sind immer in Veränderung begriffen: So wechseln sich Tag und Nacht ab, das Ein- und Ausatmen ebenfalls. Solange es diese Veränderungen gibt, besteht das Leben. Mit Blick auf Veränderungssituationen, die mit einem Verlust des Vertrauten verbunden sind, ergibt sich für mich noch eine andere Bedeutung: Ich stehe auf der Erde (Yin) – doch etwas Vertrautes löst sich auf, wird unsichtbar und ungreifbar wie der Himmel (Yang). Mittendrin bin ich … Im Veränderungsprozess geht es also darum, Yin und Yang zu harmonisieren, miteinander zu verbinden, um die eigene Mitte zu stärken. Und dazu lade ich Sie herzlich ein!

Ich freue mich, wenn Sie mit meinem **ÜBUNGSPROGRAMM** ähnlich gute Erfahrungen machen können wie ich selbst und viele Menschen, die ich persönlich kenne und deren Erfahrungen hier teils auch mit eingeflossen sind.

Im Oktober 2021 Cora Goslar

Inhaltsverzeichnis

Kapitel 6
Das Lehrsystem des Qigong Yangsheng von Prof. Jiao Guorui 120

Kapitel 7
Wissenswertes zum ÜBUNGSPROGRAMM 140

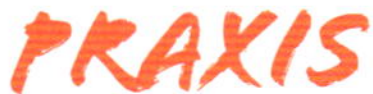

157

Kapitel 8

Das Qigong-ÜBUNGSPROGRAMM in Wort und Bild 159

Einleitung

Qigong, eine der Säulen der Traditionellen Chinesischen Medizin (TCM), ist der Sammelbegriff für unzählige Übungsmethoden aus dem alten China, teils mit jahrhundertealter Überlieferung, bei denen harmonische Körperbewegungen und Körperhaltungen im Mittelpunkt stehen, verbunden mit einer ruhigen Atmung und einer bestimmten Vorstellungskraft. Die Geschichte des Qigong ist vermutlich so alt wie die Geschichte der Menschheit. Meditative, stille Momente der inneren Einkehr (Übungen in Ruhe) und die harmonische Bewegung des Körpers durch Tanz oder die Imitation von Tierkräften (Übungen in Bewegung) dürften die Wurzeln des Qigong darstellen. Körper und Geist, die in der TCM eine Einheit bilden, sind im Qigong in den sehr bewussten und langsamen Übungen gleichermaßen angesprochen. Der Körper wird tonisiert, die Energieströme (das Qi) werden harmonisiert und der Geist kann sich beruhigen, indem er in der Aufmerksamkeit oder der Vorstellungskraft bewusst gelenkt wird.

Gerade das Lenken der Vorstellungskraft hat aus heutiger psychologischer Sicht einen besonderen Wert, weil wissenschaftlich anerkannt ist, dass die mit der (gewünschten) Vorstellungskraft verbundenen positiven Eigenschaften und Emotionen im Gehirn Botenstoffe freisetzen, die tatsächlich das Gemüt aufhellen. Bewusstes und Unbewusstes werden im Gehirn durch Qigong auf positive Weise miteinander verknüpft und können nachhaltig günstig auf die psychische Verfassung wirken.

In einer Lebenskrise, in widrigen Lebensumständen oder in einem Abschiedsprozess greifen äußere oder innere Faktoren in den bisherigen Alltag ein, können alles zum Schwanken bringen oder aus den Fugen geraten lassen und fordern die Betroffenen und ihr Umfeld auf emotionaler Ebene und in ihren Kräften oft sehr heraus. Qigong kann Körper und Geist ausgleichende, beruhigende Impulse geben und damit in solchen Situationen wertvoll unterstützen.

Basierend auf meinen eigenen Erfahrungen während der schweren Erkrankung meines Mannes, der palliativen Begleitung, der Zeit des Loslassens und des Neugestaltens meines Lebens seit seinem Versterben habe ich mich tiefer mit der wissenschaftlichen Diskussion um Trauer- und Abschiedsphasen beschäftigt. Seit den 1960er-Jahren werden in der sogenannten westlichen Welt die emotionalen Prozesse um das eigene Sterben und die Trauer um Verstorbene erforscht. Die daraus entwickelten Phasenmodelle werden bis heute verfeinert oder um neue Aspekte ergänzt. Beim Nachvollziehen der einzelnen Abschiedsphasen ist mir aufgefallen, dass die genannten Phasen gar nicht erst dann einsetzen, wenn es um existenzielle Verluste geht, z. B. um den Verlust der eigenen Gesundheit oder um den Tod des Partners. Alle beschriebenen Phasen erkannte ich in kleineren, aber auch schmerzlichen Abschieden in normalen Lebenskrisen wieder. Ich werde Ihnen im ersten Kapitel ein paar Beispiele geben, zu denen Ihnen vermutlich eigene Erfahrungen vergleichbarer Art einfallen werden.

Da unser Leben immer Veränderungen, Verluste und Abschiede mit sich bringt (damit Neues entstehen kann), werden wir im Laufe unseres Lebens quasi Profis im Umgang mit den damit verbundenen Emotionen wie der Trauer, sind uns dessen aber in der Regel nicht bewusst. Daher widme ich mich hier den Abschiedsprozessen in Lebenskrisen und Zeiten der Veränderung, die meist mit einem Nicht-wahrhaben-Wollen beginnen und mit der Annahme des Verlusts enden. Damit ist weder gemeint, dass dann das Bedauern oder die Traurigkeit über den Verlust einfach verschwunden sein werden, noch, dass bestimmte oder alle Phasen nicht wiederkehren können, wenn auch in einer anderen Qualität. Ein weiteres Missverständnis ist, dass Menschen, die einen Verlust betrauern, dauernd in Trauer sein müssen. Es ist wichtig, dass es auch Momente ohne die

Trauerempfindungen gibt, um Kraft zu schöpfen, den Alltag zu bewältigen und für Ausgleich zu sorgen, wie z. B. mit Qigong-Übungen.

Mit Blick auf eine solch kräftezehrende Zeit, die uns im Leben mehrfach begegnet, ist es wichtig, achtsam mit dem eigenen Leben und dem Körper als „Tempel der Seele“ umzugehen, und zwar auch außerhalb von Lebenskrisen und Abschiedsprozessen. Denn je besser unsere körperliche und geistig-seelische Verfassung ist, desto besser werden wir auch Verlustsituationen bewältigen können. Qigong mit seinem ganzheitlichen Ansatz zur Stärkung und Harmonisierung der Lebensenergien stellt dazu ein geeignetes Mittel dar.

Neben Qigong gehören Akupunktur, Arzneitherapie, Tuina-Massage und Ernährungstherapie zu den fünf Säulen der TCM. Ich erläutere kurz die Geschichte und die Grundprinzipien der TCM. Bei der Betrachtung des Menschen als zu behandelndes Wesen ist es wichtig zu wissen, dass in der Lebensphilosophie des alten China die Menschen (wie alle Lebewesen und Dinge) als Teil und gleichzeitig als Abbild des Kosmos verstanden werden und damit kosmische Gesetze auch für den Menschen gelten. In alten Schriften lässt sich nachlesen, dass alle kosmischen Regeln auf den Wandel zwischen Yin und Yang zurückgeführt werden können. Yin und Yang, Qi, die Fünf Wandlungsphasen und die Meridiane: Diese und andere Begriffe, mit denen ich auch die Wirkungsweise der Qigong-Übungen erkläre, werde ich näher erläutern.

In der TCM haben emotionale Zustände oder Ereignisse eine wesentliche Bedeutung beim Entstehen von Krankheiten. Kann das emotionale Befinden verbessert werden, wirkt dies auch positiv auf den Allgemeinzustand. Gibt es vielleicht einen Zusammenhang zwischen den fünf Abschiedsphasen bei Verlusterfahrungen und den Fünf Wandlungsphasen der TCM? Dieser Frage bin ich nachgegangen und konnte zusammen mit einem TCM-Spezialisten herausarbeiten, dass die typischerweise erlebten Emotionen tatsächlich zu natürlichen Prozessen gehören, die sich im Allgemeinen selbstständig regulieren. Unsere Emotionen in Verlust- oder Veränderungsprozessen sind also normal und gesund! Auch wenn die Prozesse von selbst ablaufen, lassen sie sich positiv beeinflussen, und zwar durch eine bestimmte Körperkoordination und das gezielte Lenken unserer Gedanken (über sogenannte Assoziationen und Imaginationen). Beides, bestimmte Körperhaltungen und das Lenken der Vorstellungskraft, gehört zu den Grundprinzipien des Qigong. Die Arbeit mit der Lebensenergie steigert somit nicht nur das körperliche Wohlbefinden und sorgt für ein ausgeglicheneres Gemüt und eine tiefere Atmung. Die Übungen sind traditionell als Heilmethode auch geeignet, psychische oder emotionale Herausforderungen positiv zu beeinflussen.

Bevor Sie die Übungen meines **ÜBUNGSPROGRAMMS** für mentales Qigong im Detail kennenlernen, habe ich einen Überblick zur Geschichte des Qigong und zu dessen Wirkungen im Allgemeinen zusammengestellt – und im Besonderen ein Kapitel der Herkunft meiner Übungsauswahl gewidmet, dem Qigong Yangsheng von Professor Jiao Guorui.

Qigong lässt sich in etwa mit *Arbeiten an* oder *Üben mit den (Lebens-)Energien* übersetzen. Yangsheng wird als *Pflege des Lebens* übersetzt. Damit ist gemeint, dass die Qigong-Übungen nicht mit Übungen im Fitnessstudio zu vergleichen sind, bei denen jeweils nur ein bestimmter Muskel stimuliert wird. Jiao hat seine Übungen teils jahrtausendealten, bewährten Übungsmethoden entlehnt und so konzipiert, dass sie auch von Ungeübten oder Kranken praktiziert werden können, ohne ihre Wirkkraft einzubüßen. Das Qigong von Jiao kann sich somit für jede:n zu einer Lebenshaltung, Haltungsschule und Lebensschule entwickeln, wenn er:sie dies möchte. Über das regelmäßige Üben mit den Lebensenergien hinaus sind auch andere Lebensbereiche zu betrachten, wie die Ernährung, das Wach-Schlaf-Verhältnis o. Ä.

Da in Lebenskrisen und Veränderungsprozessen die mentale bzw. emotionale Herausforderung besonders hoch sein kann, habe ich Übungen zusammengestellt, die dem Geist auch im übertragenen Sinn Impulse geben können. Mentale Anregungen zur inneren Stärkung erhalten Sie zusätzlich durch meine Ansagen in den Videos bzw. die Assoziationen/Imaginationen in den Beschreibungen zu den Einzelübungen. Beim regelmäßigen Wiederholen der Übungen werden die Aufmerksamkeit und die Energie zu diesen vorteilhaften inneren Bildern gelenkt, was sich positiv auf die Gesamtverfassung auswirken kann.

Sehr erfreut kann ich als Qigong-Kursleiterin feststellen, dass meine Teilnehmer:innen des Öfteren unaufgefordert von positiven Effekten berichten, die sich außerhalb der Qigong-Stunde in ihrem Alltagsleben zeigen. Das kann eine bessere Körperhaltung sein, die zu mehr Beweglichkeit oder weniger Schmerzen führt, ein besseres Schlafverhalten oder die nachhaltige Aufhellung des Gemüts. Entsprechend erläutere ich auch die positiven Effekte, die das exklusive **ÜBUNGSPROGRAMM** auf Abschiedsprozesse und in Lebenskrisen haben kann. Untermauert wird dies durch die Schilderungen von Proband:innen, die dieses **ÜBUNGSPROGRAMM** für mindestens einen Monat in ihre tägliche Alltagsroutine aufgenommen haben. Alle Proband:innen hatten zuvor Verlusterfahrungen, nicht alle kannten Qigong.

Den Höhepunkt in der Kapitelreihenfolge dieses Buches bildet die Vorstellung des **ÜBUNGSPROGRAMMS**. Hier beschreibe ich detailliert die einzelnen Übungen nach Herkunft und Wirkungsweise, in den einzelnen Bewegungsabläufen und auch mit Blick auf die mentalen Impulse. Eine Fotoanleitung und Kurzanleitungen, die Sie auch als pdf herunterladen können, erleichtern Ihnen den Einstieg in das selbstständige Üben. Über einen QR-Code gelangen Sie auch ohne theoretische Umwege zu den Videos und können sofort mitüben. Die schriftlichen Erläuterungen können Ihnen auch nach längerem Praktizieren immer wieder als ein gutes Nachschlagewerk dienen, wenn Ihnen bestimmte Bewegungen aus den Videos oder der Fotoanleitung nicht schlüssig sind.

Es sind zwar „nur“ 20 Minuten, die Sie für das **ÜBUNGSPROGRAMM** aufzuwenden hätten, doch im Sinne der Pflege des Lebens (Yangsheng) und der Arbeit an den Energien in Körper und Geist (Qigong) werden sich positive Effekte erst einstellen können, wenn die Übungen tatsächlich regelmäßig, bestenfalls täglich, einen Platz in Ihrem Alltag finden.

Ich wünsche Ihnen dabei gutes Gelingen!

THEORIE

Kapitel 1
Leben braucht Veränderung

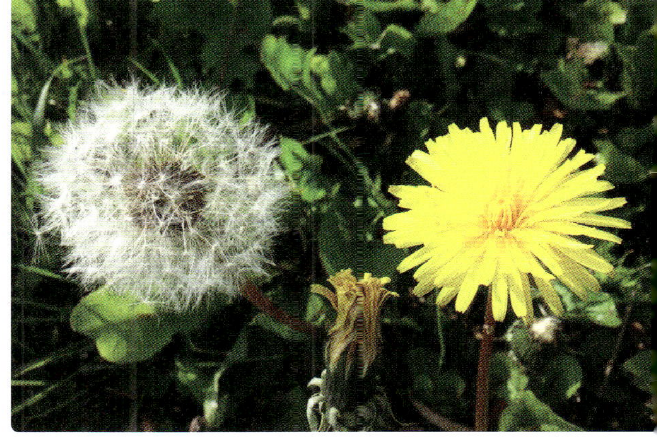

Wer ständig glücklich sein möchte, muss sich oft verändern. Dieses Zitat wird Konfuzius zugeschrieben, von dem Sie später noch etwas mehr lesen werden. Für mich macht es deutlich, dass jede:r Einzelne die Verantwortung für Zufriedenheit im Leben trägt und diese nur dauerhaft erhalten werden kann, wenn man sich an die bestehenden Gegebenheiten anzupassen weiß. Damit ist nicht Opportunismus gemeint, sondern die Fähigkeit, sich selbst im Kern treu zu bleiben (oder sich zu finden) und trotzdem mit den Veränderungen des Lebens mitzugehen. Nichts bleibt, wie es ist. Alles ist immer in Bewegung.

Die einzige Konstante im Universum ist die Veränderung. Der Urheber dieser Weisheit soll Heraklit (520–460 v. Chr.) sein. Im Mittelpunkt seiner philosophischen Betrachtungen stand der Wandel. Er verglich das Sein mit einem Fluss, wobei er feststellte: *Man kann nicht zweimal in denselben Fluss steigen.* Selbst wenn ich erneut an derselben Stelle in einen Fluss steige, hat sich vieles verändert: Es wird eine andere Uhrzeit oder ein anderer Tag sein, Sonne und Mond haben sich also auf ihre Art weiterbewegt, mein Körper hat seither bestimmte Prozesse durchlaufen, ich nehme andere Dinge wahr, das Gras am Ufer ist gewachsen und auch das Flussbett wird von immer anderen Wassermolekülen und Lebewesen durchströmt. *Panta rhei – Alles fließt.*

Bestimmte rhythmische Veränderungen sind für unser Leben essenziell, wie

- » Einatmen und Ausatmen,
- » Wachen und Schlafen,
- » Tag und Nacht oder
- » der Wechsel der Jahreszeiten mit dem
- » Blühen und Früchte-Tragen der Pflanzen.

Als Teil des Lebensrhythmus passen wir uns in vielerlei Hinsicht bestmöglich daran an und erwarten regelrecht den Wandel zum geeigneten Zeitpunkt. Wie sehr wir von einer Unterbrechung des vertrauten Wandels beeindruckt sind, zeigt sich z.B. bei einer totalen Sonnenfinsternis, die selbst die gesamte Tierwelt still werden lässt, weil dieses seltene Ereignis so ungewohnt ist.

Wir brauchen die Veränderung, auch für eine Art Standortbestimmung: Wie sollte ich wissen, ob ich glücklich bin, wenn ich nicht auch Zeiten erlebe, in denen ich weniger glücklich bin? Wie kann ich wissen, dass ich gerade entspannt bin, wenn ich nicht auch angespannte Zeiten durchmache? Kann ich Dinge zu schätzen wissen, wenn sie immer da sind – oder weiß ich sie deshalb zu schätzen, weil sie nicht immer da sind?

Wie das Yang als Ausdruck des Lebens ein Yin braucht, so brauchen wir die Veränderung, damit das Leben weitergeht. Begegnet uns etwas Neues, war der Zustand davor ein anderer, haben wir vielleicht auch etwas losgelassen. Auf das Neue müssen wir uns einstellen, z.B. neue Routinen entwickeln, das Neue in unseren Alltag einbinden, im Umgang damit sogenannte Alltagstrancen entwickeln. Haben wir das Neue in unser Leben integriert, entsteht mit der Routine auch wieder eine Art Sicherheit, die wir im Leben anstreben, weil damit die geringste Energie verbraucht wird. Doch selten währt so ein Zustand lange, und schon wieder sind Anpassungsstrategien nötig, um Altes (das vielleicht einmal neu war) wieder gehen zu lassen und wiederholt Neuem Platz zu machen. Der Verstand mag diese Logik erfassen können. Doch kennen wir im Laufe unseres Lebens auch die Art von Veränderungen, für die wir Gewohntes, Vertrautes, Liebgewonnenes verabschieden sollen und dazu erst einmal nicht bereit sind. Bewusst oder unbewusst beginnt eine Art emotionales Ringen, begleitet von bestimmten Körperreaktionen, das prozesshaft oft in einer ähnlichen Weise abläuft.

Mein Bild davon ist eine Art „Ringen und Winden", als würde das Neue wie ein Säugetier geboren werden müssen. Diesem Bild entspricht auch die Larve, die sich nach der Verpuppung in neuem Gewand aus dem Kokon befreien muss: Der Durchlass ist eng, Anstrengung gehört dazu, von allen Seiten wird geknetet und gedrückt, der Durchlass muss erst gefunden oder hergestellt werden, man muss sich hindurchzwängen. Irgendwann ist es so weit, im wahrsten Sinne des Wortes: Weite tut sich auf, als wäre man nach anstrengender Wanderung an einem schönen Aussichtspunkt angekommen. Auch die Brust wird weit, tiefes Einatmen ist möglich, der Körper richtet sich auf, die Stimmung erhellt sich.

Veränderungen, die mit einem größeren Verlust verbunden sind, lassen uns den Abschied besonders schwer werden. Das können unterschiedlichste Situationen sein:

» Das Lieblingskuscheltier geht einem Kind verloren.
» Der:die beste Schulfreund:in zieht weit weg.
» Das Kind kommt in die Pubertät.
» Ein wichtiges Produkt wird nicht mehr hergestellt.
» Die Eltern trennen sich.
» Man soll die Schule oder den Arbeitsplatz wechseln.
» Die Kinder verlassen das Elternhaus.
» Eine lebensändernde Entscheidung ist zu treffen.
» Durch einen Unfall kann ein Sport nicht mehr ausgeübt oder der Arbeit nicht mehr nachgegangen werden.

- Die Wechseljahre machen das Altern körperlich und psychisch spürbar.
- Die Lieblingsoma stirbt.
- Eine Erkrankung erfordert ein Umdenken im Alltag.

Welche Veränderungen fallen Ihnen spontan ein, die in Ihnen ein Verlustempfinden oder einen Abschiedsschmerz erzeugt haben?

Bestimmte Veränderungen in unserem Leben können von Ritualen begleitet sein. Dazu gehören z.B. Initiationsriten beim Übergang von der Kindheit in das Erwachsensein, was wir aus Berichten von Naturvölkern kennen. Auch die Kommunion und Konfirmation oder die Jugendweihe gehören dazu. Riten schaffen Sicherheit in einer Zeit des Übergangs. Ich erinnere mich noch gut an eine Musiklehrerin meiner Kinder, die in etwa sagte: *Es ist egal, wann die Kinder anfangen, ein Musikinstrument zu lernen. Es ist nur wichtig, dass sie es gut genug spielen, wenn sie in die Pubertät kommen. Dann wird das Instrument zu ihrem Vertrauten, ihrem Begleiter.* So habe ich es später tatsächlich erlebt. Das Eintauchen in die Musik ist ähnlich dem Eintauchen in eine Abfolge von Qigong-Übungen, die der Körper bald auswendig machen kann, was dem Geist die Möglichkeit gibt, in die Ruhe zu kommen bzw. leer zu werden und die Aufmerksamkeit nach innen, auf das Atmen, die eigenen Bewegungen, die Unterschiede zum Üben am Tag davor zu lenken. In unsicheren Zeiten von Veränderung, bei Verlusten und in Lebenskrisen, wo der Boden unter den Füßen zu schwanken scheint, ist ein Rückzug, ein Eintauchen in sich selbst auf eine wiederkehrende (quasi rituelle) Weise ein wichtiges Mittel, um in kurzer Zeit wieder innere Sicherheit und Ruhe zu spüren. Wird dieses Eintauchen noch begleitet von stärkenden Sätzen oder Assoziationen, gelingt es auch dem Geist viel schneller, in einen besseren mentalen Zustand zu gelangen.

Je stärker die emotionale Bindung zur jeweiligen Person oder auch zu einem Gegenstand, einer Situation ist, desto intensiver wird der Verlust erlebt. Besonders tiefgreifend ist das Verlustempfinden im Allgemeinen, wenn mit der Veränderung eine existenzielle Bedrohung verbunden ist. Das kann z.B. eine lebensbedrohliche Erkrankung oder der Tod eines geliebten Menschen sein.

Im Deutschen unterscheiden wir sogar sprachlich, ob es sich um einen existenziellen oder einen weniger bedrohlichen Verlust handelt: Entsteht der Verlust durch das Versterben eines Menschen, sprechen wir von Trauer. Seltener wird man jemanden sagen hören: „Ich bin in Trauer, denn ich habe eine besondere Kette verloren." Für die Herkunft des Wortes Trauer gibt es verschiedene Erklärungen. Gemeinsam ist ihnen ein Bild von Enge, Niedergeschlagenheit und seelischem Schmerz.

Ob Trauer oder ein anderer Begriff für das Verlustempfinden: Auch die weniger lebensbedrohlich erscheinenden Verluste lassen uns Abschiedsschmerz empfinden und vergleichbare Prozesse in uns ablaufen, wie bei der Trauer um einen geliebten Menschen, emotional jedoch sicherlich abgeschwächt. Für das Kind, das sein Lieblingskuscheltier als zuverlässigen Begleiter verliert, kann die Verlusterfahrung ebenfalls existenziell sein. Es „stirbt" nicht nur der Begleiter, weil das Kuscheltier nicht mehr da ist, sondern auch das Vertrauen, dass im Leben immer alles so bleibt, wie man es kennt.

Veränderungen, die mit einem Verlust verbunden sind, erfordern also einen Abschied vom Bisherigen, ohne das Zukünftige zu kennen, was automatisch mit Gefühlen von Unbehagen bis Angst verbunden ist. Es scheint, als würden die verschiedenen Abschiedserfahrungen im Laufe des Lebens auf den ultimativen Abschied vorbereiten: den eigenen Tod. Man könnte also sagen, dass man mit der wachsenden Lebenserfahrung in gewisser Weise immer mehr Profi im Umgang mit Abschieden wird. Insofern verwundert es nicht, wenn Abschieds- oder Trauerprozesse immer in ähnlichen Phasen abzulaufen scheinen, wenn auch die emotionale Betroffenheit und damit die Intensität und/oder Länge der Phasen variiert.

Dass Lebenskrisen und Veränderungsprozesse bestimmte Reaktionen und Phasen hervorrufen, möchte ich anhand einiger Beispiele zeigen, die keine Lebensbedrohung beinhalten:

» Ein Kind verliert sein Lieblingskuscheltier:

  Die Eltern sind abends bei Freunden eingeladen, das Kind kommt mit und wird dort schlafen gelegt. Das Lieblingskuscheltier, nennen wir es Hasi, ist natürlich dabei, das Einschlafen gelingt problemlos. Nachts wird das schlafende Kind vom Papa ins Auto getragen und zu Hause ins Bett gelegt.

Am nächsten Tag geht alles seinen gewohnten Gang. Am Abend soll das Kind ins Bett gehen, doch Hasi ist nicht aufzutreiben. Das kann doch nicht sein! Hasi ist immer da! Nach langem erfolglosem Suchen wird das Kind ungehalten und fängt an zu schreien: Ich will mein Hasi wiederhaben!

Die Eltern überlegen fieberhaft, wo Hasi sein könnte bzw. wann Hasi das letzte Mal gesehen wurde. Das war an dem Abend bei den Freunden. Dort wird angerufen. Kein Hasi. Das Kind hat sich noch nicht beruhigt. Die Eltern erklären, dass es auf dem Weg verloren gegangen sein könnte. Nun will das Kind, dass alles abgesucht, der Weg noch einmal abgefahren wird. Der Papa und das Kind machen sich auf den Weg, doch Hasi bleibt verschwunden. Das Kind schläft im Auto ein.

Am nächsten Morgen erwacht das Kind mit dem Wissen, dass Hasi nicht mehr da ist. Es ist sehr traurig, macht die Tür zu, weint im Bett, stiert Löcher an die Decke, will nicht mit den Eltern reden. Irgendwann hat es Hunger und steht auf, ist auch wieder zu Gesprächen bereit, doch immer noch niedergeschlagen. Die Eltern versuchen es auf verschiedene Weisen aufzumuntern, machen Vorschläge, z. B.: Man könnte doch ein neues Hasi kaufen. Zunächst wird dieser Vorschlag natürlich kategorisch abgelehnt. Was könnte Hasi schon ersetzen? Doch nach einer Weile willigt das Kind ein und fährt mit dem Papa durch die Spielwarengeschäfte, bis ein ähnliches Hasi gefunden ist. Es bleibt die zweitbeste Wahl, doch immerhin gibt es nun wieder einen Begleiter zum Einschlafen.

» Meine Geburtstagseinkäufe werden geklaut:

Für meine Geburtstagsfeier kaufe ich leckere Sachen im Supermarkt ein. Beim Auto angekommen, überlege ich, ob ich zuerst die Einkäufe ins Auto räumen oder den Einkaufswagen in seine Station zurückfahren sollte. Ich entscheide mich für Zweiteres, stelle die Kiste mit den Einkäufen vor dem Auto auf dem Boden ab und fahre den Einkaufswagen zu seinem Stellplatz. Keine Minute ist vergangen, bis ich wieder an meinem Auto bin und sehe, dass die Kiste weg ist.

Das kann doch nicht wahr sein! Das glaube ich jetzt nicht! Welch schlechter Mensch versaut mir meinen Geburtstag und klaut meine Einkäufe?! Wie blöd bin aber auch ich, dass ich allen Menschen immer nur Gutes unterstelle?!

Hm. So kriege ich meine Einkäufe aber auch nicht wieder … Vielleicht sehe ich den Dieb hier noch irgendwo? (Ich schaue mich intensiv um, gehe um eine Häuserecke herum.) Nichts zu sehen.

Mist. Da stehe ich nun vor meinem Auto … Lange stehe ich da. Empörung, Hilflosigkeit und Ratlosigkeit ziehen an mir vorbei, während ich so dastehe. Mein Hirn denkt heftig und sucht nach einer Lösung.

Irgendwann richte ich mich sichtbar auf, atme tief ein und sage mir: Nun gut, die Party wird steigen, die Einkäufe brauche ich für meine Gäste. Von einem Dieb lasse ich mir die Party nicht verderben. Ich gehe jetzt noch einmal in den Laden und kaufe genau das Gleiche! Und meine Einkäufe lasse ich künftig nicht mehr unbeaufsichtigt vor dem Auto stehen.

» Ein Metallbauer-Paar verliert seine Referenzen:

Für kreative Handwerker:innen ist es nützlich, die schon erschaffenen Werke in einer Referenzliste mit Fotos zu sammeln. Das kann helfen, an gute Aufträge zu kommen, wenn die Auftraggeber:innen die Arbeiten sehen können. In dieser Firma wurden die Fotos auf einem Laptop gespeichert. Eines Tages geht der Laptop kaputt.

Nein, das darf nicht sein! Dem Paar ist klar: Das ist doch unsere wirtschaftliche Existenz! Die Fotos dürfen nicht verloren gehen! Bestimmt lassen sie sich retten!

Gegenseitig machen sich die beiden Vorwürfe: Ich hab dir ja schon immer gesagt, dass wir für die Fotos eine Sicherungskopie brauchen! Und du wolltest nie, dass die Fotos in eine Cloud gespeichert werden … Und jetzt?

Lass uns den Laptop zu einem Computerfachmann bringen, der holt zumindest die Fotos da wieder raus!

Doch keiner der insgesamt vier aufgesuchten Spezialisten kann die Fotos retten.

Die Metallbauer sind niedergeschlagen und wissen sich nicht zu helfen. Ohne die Fotos ist ihre berufliche Zukunft deutlich unsicherer. Beide grübeln vor sich hin, gehen sich längere Zeit aus dem Weg, wollen allein darüber nachdenken …

Doch der berufliche Alltag geht weiter. Beide packen ihre Aufgaben an und starten wie gewohnt wieder durch. Sie suchen und finden Lösungen, bitten z.B.

> Kund:innen um Fotos von abgeschlossenen Arbeiten, fahren selbst durchs Land und fotografieren ihre Werke neu. Und selbstverständlich gibt es für die Zukunft immer einen sicheren Ort für die Fotos!

Sicherlich fallen Ihnen auch Begebenheiten ein, die einen ähnlichen Ablauf hatten.

Besteht eine emotionale Bindung, muss diese im Fall eines Verlusts gelöst, verabschiedet werden. In der Regel will man das aber nicht, woraus das Ringen um diesen Abschied entsteht. Die Hoffnung keimt auf, den Verlust irgendwie umgehen zu können. Vergeht die Hoffnung, entsteht ein Moment des Stillstands, in dem die Neuausrichtung unbewusst oder bewusst vorbereitet wird – und dann erst kann der Verlust und die sich daraus entwickelnde neue Situation angenommen werden. Nicht selten geht man gestärkt aus einem solchen Abschiedsprozess hervor, ist um eine Lebenserfahrung reicher und entwickelt mit der Zeit vielleicht auch die Einstellung, dass es für irgendetwas gut gewesen sein könnte.

Veränderungsprozesse setzen also Anpassungsstrategien in Gang, die erforderlich sind, um sich im Leben möglichst optimal auszurichten. Sie lassen unsere Lebenserfahrung wachsen und dienen bestenfalls auch dazu, die Achtsamkeit zu verbessern, Dankbarkeit auch für zweitbeste Lösungen zu entwickeln oder eine größere Offenheit für Neues erwachen zu lassen. Insofern sind Veränderungsprozesse auch immer als Chance für die Zukunft zu sehen.

Wie Wissenschaftler:innen Abschiedsprozesse erforscht und definiert haben, erfahren Sie nachfolgend. Dabei beschäftig(t)en sich die Fachleute vor allem mit den existenziellen Abschiedsprozessen, also den Trauerprozessen in Hinblick auf das eigene Sterben oder durch den Tod von nahen Angehörigen, weil hier die Emotionen und Körperreaktionen besonders deutlich sicht- und wahrnehmbar sind. Doch, wie schon dargestellt, sind auch die kleinen „Tode“ und Lebenskrisen des Alltags aufgrund von Veränderung bzw. Verlust mit vergleichbaren emotionalen Reaktionen verbunden. Weiß man um diese Abschiedsphasen, so meine Erfahrung, lassen sich die jeweiligen Gefühlsmomente und Handlungen besser zuordnen und annehmen, was in einer Zeit der Unsicherheit wieder für mehr Sicherheit sorgt. Weiß man außerdem, dass sich diese natürlichen Selbstregulierungsprozesse z. B. durch Qigong positiv beeinflussen lassen, hat man es selbst in der Hand, für sich zu sorgen, Selbstfürsorge zu praktizieren. Qigong als Unterstützung in widrigen Umständen, Lebenskrisen und in Zeiten der Veränderung zu nutzen, dazu möchte ich Sie mit diesem Buch ermuntern!

Ich suche nicht, ich finde!

***Suchen** ist,*
wenn man von alten Dingen ausgeht und
im Neuen das bereits Bekannte wiederfindet.
Finden
ist etwas völlig Neues.
Neu auch in der Bewegung.
Alle Wege sind offen,
und was gefunden wird,
ist unbekannt, ein Wagnis, ein heiliges Abenteuer.
*Die **Ungewissheit***
solcher Wagnisse können nur jene auf sich nehmen,
die sich in der Schutzlosigkeit zu schützen wissen,
die in der Führerlosigkeit geführt sind,
die sich im Dunkeln einem unsichtbaren Stern überlassen
und die sich vom Ziel anziehen lassen
und nicht, auf menschlich begrenzte und enge Weise, das Ziel bestimmen.
*Diese **Öffnung***
zu allem neuen Wissen,
zu allen neuen inneren und äußeren Erfahrungen:
Das ist die Essenz des modernen Menschen,
der,
ungeachtet aller Angst vor dem „Loslassen“,
trotzdem die Gnade erfährt,
sich im Gewahrwerden neuer Möglichkeiten
gehalten zu fühlen.

Yo no busco, yo encuentro.
Pablo Picasso (1881–1973)
in eigener Übersetzung

Kapitel 2

Emotionales Erleben in Abschieds- und Trauerprozessen

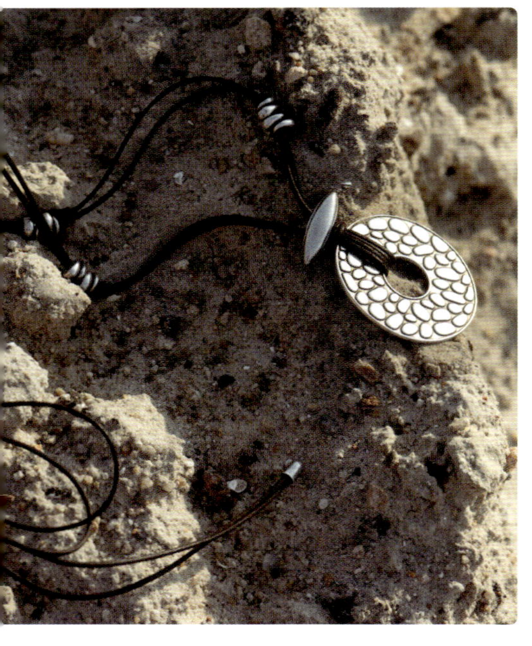

Abschiedsprozesse sind umso deutlicher wahrnehmbar, je intensiver uns der Verlust berührt. Oft steht am Anfang ein Erschrecken, ein Nicht-wahrhaben-Wollen, wenn wir von dem bevorstehenden Verlust erfahren, weil das Loslassen von Vertrautem und düstere Zukunftsvisionen Angst machen. Aufgrund dieser (teils unbewussten) Angst werden biochemische und energetische Prozesse in Gang gesetzt, die das weitere Verhalten stark beeinflussen. Körper und Geist reagieren – und zwar, wie Wissenschaftler:innen festgestellt haben, immer in ähnlicher Weise. Anfang der 1970er-Jahre wurde in Deutschland das Phasenmodell von Elisabeth Kübler-Ross bekannt, etwa 10 Jahre später wurde es durch Verena Kast erweitert. Am Ende der Modelle stehen die Annahme des Verlusts (was nicht bedeutet, dass die Trauer damit abgeschlossen ist!) und die Neuorientierung in einem Leben mit dem angekündigten oder erlebten Verlust.

Mit Blick auf eine solch kräftezehrende Zeit, die uns im Leben meist mehrfach begegnet, ist es wichtig, achtsam mit dem eigenen Leben und dem Körper als „Tempel der Seele" umzugehen, und zwar auch außerhalb von Trauer- und Abschiedsprozessen. Denn je besser die körperliche und geistig-seelische Verfassung ist, desto besser werden auch Verlustsituationen bewältigt. Das konnten Trauerforscher:innen inzwischen auch belegen. Qigong mit seinem ganzheitlichen Ansatz zur Stärkung und Harmonisierung der Lebensenergien von Körper und Geist stellt dazu ein geeignetes Mittel dar. Durch die Betonung der mentalen Stärkung ist mein **ÜBUNGSPROGRAMM** für solche Lebenskrisen besonders geeignet.

Solange wir leben, ist unser größter Abschied derjenige aus dem geschützten Mutterleib bei unserer Geburt. Und während unseres ganzen Lebens reihen sich diverse Abschiede unweigerlich aneinander, möglicherweise um uns auf den zweitgrößten Abschied, den *von* unserem Leben, vorzubereiten. Als Baby bekommen wir den ersten Zahn, werden abgestillt, wichtige Dinge gehen verloren, irgendwann endet die Zeit ohne Kindergarten oder Schule, Angehörige oder Freund:innen ziehen um, wir verlassen die Heimat oder unsere erste große Liebe, ein Elternteil oder andere nahe Angehörige versterben, wir verlieren den ersten bleibenden Zahn und so weiter. Das Leben lässt uns Abschiede (er-)leben und macht uns mit den damit verbundenen Emotionen vertraut.

Manchmal lösen Veränderungen im Lebensumfeld, die große Teile der Bevölkerung einer Region oder sogar eines Landes betreffen, bei sehr vielen Menschen gleichzeitig Verlustempfindungen aus, die Trauer- und Abschiedsprozesse in Gang setzen. Das können kriegerische Auseinandersetzungen sein, die die individuelle und gesellschaftliche Lebensgrundlage zerstören und Menschen zum Fliehen veranlassen. Auch die Bekämpfung einer Pandemie erzeugt Verlustsituationen: Verlust des gewohnten Alltags, Verzicht auf den Umgang mit anderen Menschen, Verlust der Unbeschwertheit, Bedrohung der wirtschaftlichen Existenz, Angst vor der nächsten „Welle", vor Erkrankung und Tod. Selbst wenn nur die Vorstellung einer Bedrohung besteht, kann die damit verbundene Verlusterfahrung die nachfolgend beschriebenen Abschiedsprozesse auslösen.

Im Folgenden liegt der Fokus auf dem individuellen Verarbeiten einer Verlusterfahrung, während das Umfeld unverändert scheint. Dabei geht es um die Verkündung einer schicksalhaften Botschaft (z.B. über eine schwere Erkrankung) oder um eine tiefgreifende Verlusterfahrung (z.B. Tod eines vertrauten Menschen). In den Abschiedsphasen, in der Trauer setzen wir uns mit dem Loslassen des Bekannten, des Sicheren auseinander, mit unserer Angst vor dem Neuen, Unbekannten und mit dem bestmöglichen Annehmen dieser neuen Situation. Je existenzieller ein Abschied empfunden wird oder auch faktisch ist, desto intensiver, langwieriger und möglicherweise auch emotionaler kann dieser Prozess des Loslassens auf dem Weg in das neue Unbekannte sein.

Tröstlich aus meiner Sicht ist dabei, dass der Abschiedsprozess in unser (vertrautes) Alltagsleben eingebunden ist. Mal gibt es also Situationen des Bekannten und Vertrauten, dann wieder tauchen Traurigkeit, Angst und/oder Unsicherheit auf. Es gilt hier, eine gesunde Balance zu finden: den Alltag zu meistern und sich an Bekanntem zu stärken, dann wieder dem Abschied den nötigen Raum zu lassen, die Emotionen Schritt für Schritt zu verarbeiten sowie die Zukunft mutig zu gestalten. Im Laufe des Abschiedsprozesses nehmen die einzelnen Etappen unterschiedliche Zeiträume ein, für die es keine allgemeingültige Dauer gibt. Ist ein geliebter Mensch verstorben, so kennen wir das Trauerjahr. Im Zyklus eines ganzen Jahres lässt sich das eigene Leben erstmals ohne die Gegenwart dieses geliebten Menschen wahrnehmen. Das zweite Jahr hat dann schon eine ganz andere, eigenständige Ausrichtung. Nach meiner Erfahrung hat die existenzielle Trauer im ersten Jahr eine besondere Qualität und sollte möglichst bewusst gelebt werden.

Unser heutiges Alltagsleben, in dem es oft darum geht, richtig zu funktionieren, lässt nicht so ohne Weiteres ausreichend Raum für individuelles Trauererleben. Es bleibt insbesondere in der Verantwortung und Zuständigkeit der Trauernden selbst, sich diesen Raum zu passender Zeit zu nehmen. Mit geschulter Achtsamkeit kann es zunehmend leichter werden, diese Räume zu erobern und zu nutzen. Hilfreich sind natürlich auch Vertraute in unserer Umgebung, die unsere Trauer aushalten können. Je besser es gelingt, die eigene Situation, das eigene Erleben in Worte zu fassen, desto leichter fällt es den Angehörigen, dieses Erleben nachzuempfinden und daran Anteil zu nehmen.

Nach meiner eigenen Erfahrung kann das tägliche Praktizieren von Qigong dabei eine wichtige Rolle spielen. Bevor ich hierzu später mehr ausführe, möchte ich Ihnen in diesem Kapitel näherbringen, wie in der Trauerforschung Abschieds- und Trauerprozesse dargestellt werden. In Zeiten der Instabilität und Unsicherheit durch eine (bevorstehende) Verlusterfahrung kann es nützlich sein zu wissen, dass bestimmte Gefühle und ein bestimmtes Verhalten durchaus normal sind.

Dazu möchte ich Ihnen zunächst das Phasenmodell von Elisabeth Kübler-Ross vorstellen, in dem Prozesse abgebildet werden, die durch eine (nahegehende) Verlustbotschaft ausgelöst werden und unterschiedliches Verhalten und Empfinden in mehreren Phasen zeigen. Es geht um das Erstarren, Ringen, Festhalten-Wollen und spätere Loslassen-Können und den Neustart.

Die beste Weise, sich um die Zukunft zu kümmern,
besteht darin, sich sorgsam der Gegenwart zuzuwenden.

Thich Nhat Hanh

Abschiedsphasen nach Elisabeth Kübler-Ross

Wie erleben Menschen Abschiedssituationen? Wo gibt es Gemeinsamkeiten, wo Unterschiede in den Emotionen, im Verhalten? Elisabeth Kübler-Ross (1926–2004) war die erste Wissenschaftlerin in der westlichen Neuzeit, die den Mut hatte, mit und an Sterbenden und deren Angehörigen zu forschen, indem sie ihnen vor allem gut zuhörte, ihre Gemütslagen ernst nahm und sich diesen stellte. Kübler-Ross fand Gemeinsamkeiten heraus, die in den 1960er-Jahren in ihr Modell der fünf Abschiedsphasen mündeten. Mit der Veröffentlichung ihres Buches „On Death and Dying“ 1969 (deutsch: „Interviews mit Sterbenden“, 1971) wurde sowohl Elisabeth Kübler-Ross als Sterbeforscherin als auch ihr Phasenmodell weltbekannt, nicht nur bezogen auf die emotionalen Prozesse beim

Sterben, sondern auch ganz allgemein mit Bezug auf das Abschiednehmen und Trauern im Rahmen unterschiedlichster Veränderungsprozesse. Nach Kübler-Ross folgt auf das Erleben eines Verlusts oder auf die Verkündung einer Verlustbotschaft zunächst ein Nicht-wahrhaben-Wollen, gefolgt von den Phasen der Wut, des Verhandelns, der Schwermut und der Annahme.

Modelle erzeugen nur allzu leicht Missverständnisse: Die Abfolge von Phasen kann suggerieren, dass mit dem Betreten einer Phase die davorliegende schlicht abgeschlossen sei, so als könne sie nie wiederkommen. Heute weiß man, dass Phasen übersprungen oder wiederholt werden können, es können auch mehrere Phasen parallel nebeneinanderher verlaufen, oder die Phasen laufen im Sinne der sogenannten Zwiebelschalentaktik mehrfach ab.

Wissend um das Dilemma, dass ein Phasenmodell eine Form von Linearität suggeriert, gibt uns ein solches Modell trotzdem wertvolle Hinweise darauf, dass es in einem Abschiedsprozess verschiedene emotionale Zustände gibt. Es gibt Modelle mit vier bis sieben Phasen. Dabei bildet das Phasenmodell von Kübler-Ross die Grundlage für neuere Modelle, wie z. B. das im deutschsprachigen Raum bekannte Modell der Psychotherapeutin Verena Kast aus dem Jahr 1981. Kast unterscheidet in ihrem erweiterten Modell:

- die Phase des Nicht-wahrhaben-Wollens mit Schock und Verleugnung,
- die Phase der aufbrechenden Gefühle mit Depression, Wut, Schuld, Angst, Einsamkeit und körperlichen Reaktionen,
- die Phase der Akzeptanz und Neuorientierung hin zur
- Entwicklung eines neues Lebenskonzepts.

Da ich mich selbst schon mehrfach bei kleinen und großen Abschieden in den Phasen nach Kübler-Ross wiedergefunden habe (siehe vorheriges Kapitel), möchte ich Ihnen die Abläufe anhand dieser fünf Phasen vorstellen. Vielleicht können Sie sich zum besseren Verständnis an eine (am besten abgeschlossene) Abschiedssituation erinnern, mit der Sie die nachfolgenden Schilderungen zu den fünf Phasen betrachten. Oder Sie überprüfen die im vorangegangenen Kapitel geschilderten Alltagsbeispiele nach einer möglichen Zugehörigkeit zu einzelnen Phasen.

Wie beschrieben, erzeugen ein Verlust oder eine Verlustbotschaft, die für uns bedeutsam sind, vor allem Zukunftsangst. Angst ist eine lebensnotwendige Emotion bei Gefahr, bei der der Körper Adrenalin ausschüttet. Durch dieses Hormon werden wir blitzartig in die Lage versetzt anzugreifen, wegzulaufen oder uns totzustellen. Vor Millionen Jahren waren das die Erfolgsrezepte unserer tierischen Vorfahren bei Gefahr, die im ältesten Teil unseres Gehirns, dem Stammhirn, auch heute bei uns Menschen abgespeichert sind. Als Schutzreaktion können auch körpereigene Betäubungsmittel, wie Endorphine und Opiate, ausgeschüttet werden, durch die man im Falle eines Kampfes schmerzunempfindlich wird und sich mental ggf. wie in Watte gepackt fühlt. Insofern sind diese emotionalen Äußerungen auch ein Ergebnis biochemischer Prozesse. Schon das bloße Wissen um diese wenigen Zusammenhänge kann im Umgang mit den (eigenen) Gefühlen in einer Verlustsituation gelassener machen.

Damit die fünf Abschiedsphasen in Gang kommen, bedarf es eines Auslösers. Zur Veranschaulichung habe ich einen bevorstehenden Verlust gewählt. Ich nenne ihn „die Verlustbotschaft". Auf dem Weg bis zur fünften Abschiedsphase besteht hierbei in jeder Phase die Möglichkeit, diesen Verlust abzuwenden. Die Verlustbotschaft setzt den Abschiedsprozess in Gang, es muss jedoch nicht zwangsläufig und unabwendbar zu diesem Verlust kommen. Der Auslöser kann natürlich auch ein tatsächlich erlebter Verlust sein. Zum besseren Verständnis lassen Sie sich nun von mir durch die fünf Phasen führen.

Erste Phase: Das Nicht-wahrhaben-Wollen

Die Verlustbotschaft wird verkündet und trifft uns meist unvorbereitet. Das kann die Feststellung sein, etwas existenziell oder emotional Wichtiges verloren zu haben, die schwerwiegende Diagnose eines Arztes oder die Mitteilung eines geliebten Menschen, dass er:sie uns verlassen wird.

Zuerst fährt uns ein Schreck in die Glieder, die Verlustbotschaft macht uns Angst, wir sind geschockt. Und die erste Reaktion ist oft: Nein, das kann nicht wahr sein! Am liebsten würden wir die Botschaft von uns wegstoßen, und wir hoffen, dass es sich um einen Irrtum handelt. Vielleicht vergessen wir sie auch für einen Moment, sind völlig leer im Kopf, alles schwankt. Im nächsten Moment ist sie aber wieder da und trifft uns wieder mit voller Wucht. Dieses Hin und Her zwischen dem vermeintlich sicheren bisherigen Sein und der offensichtlich völlig veränderten oder bedrohlichen Zukunft aufgrund dieser Verlustbotschaft setzt sich eine Weile fort und geht früher oder später unmerklich in die nächste Phase über.

Zweite Phase: Die Wut

Erinnern wir uns noch einmal an die Reaktionen, die durch Adrenalin hervorgerufen werden. In der ersten Phase, dem Nicht-wahrhaben-Wollen, ist es eher das Totstellen. Nun, in der zweiten Phase, ist es eher der Angriff. In dieser Phase kann es uns niemand und nichts recht machen. Vorwürfe sind an der Tagesordnung. Wieso habe ich nicht …? Wieso hast du …? Wieso hat er nicht …? Und so weiter. Berechtigt oder nicht, zeigt sich unsere Wut aufgrund unserer Angst und unserer Fantasie mit Blick auf die Konsequenzen der Verlustbotschaft. Das kann so weit gehen, dass wir sogar auf den geliebten Menschen wütend werden, der gerade von uns gegangen ist. Wie kann er mir das antun? Sich einfach so aus der Verantwortung stehlen? Wie unfähig waren die Ärzt:innen? Und so weiter.

Doch auch diese Phase kann nicht ewig anhalten. Irgendwann ist die Wut verraucht und macht Platz für die dritte Phase.

Dritte Phase: Das Verhandeln

Der Adrenalinspiegel sinkt, das Stammhirn lässt dem Großhirn wieder ein bisschen mehr Platz zum Agieren. Zielgerichtetes Denken wird wieder möglich. In dieser Phase sucht der Verstand nach Lösungen, um die Verlustbotschaft abzuwenden: Gibt es irgendwo bessere Therapeut:innen oder Medikamente? Wo suche ich nach dem Verlorengegangenen? Lass es uns noch einmal versuchen …

In dieser Phase sind wir als Betroffene sehr agil. Möglicherweise nehmen Vertraute im Umfeld wahr, dass sich die Verlustbotschaft gar nicht abwenden lässt, zum Beispiel, wenn eine Krankheit schon sehr weit fortgeschritten ist. Doch wer kann schon in die Zukunft schauen? Und außerdem gilt hier: Wenn diese Aktivitäten dabei helfen, dass es den Betroffenen besser geht, dann ist dieses Mittel die in diesem Moment richtige Wahl.

Erst wenn alle Aktivität in dieser Phase keinerlei Veränderung in Bezug auf die Verlustbotschaft bringt, beginnt die echte Zeit des Abschiednehmens.

Vierte Phase: Die Schwermut

Elisabeth Kübler-Ross nennt diese Phase auf Englisch „depression". Damit ist aber nicht das deutsche Wort „Depression" gemeint, denn das bezeichnet einen psychischen Krankheitszustand. Wer einen Verlust betrauert, ist zunächst nicht krank, sondern psychisch herausgefordert. Erst, wenn einzelne Phasen übermäßig lange anhalten, kann dieser Zustand auch pathologisch werden und bedarf ärztlicher Behandlung.

Alle Aktivität kommt zum Stillstand. Wir ziehen uns in uns selbst zurück. Alles Erlebte will noch einmal durchdacht und durchgespielt sein. Und wenn es wirklich keinen Ausweg gibt, der Verlust unweigerlich bevorsteht, braucht es Zeit, um diese Erkenntnis zu verarbeiten. Erstmals kann der Abschiedsschmerz, die Trauer, tatsächlich empfunden werden. Kein Aktionismus schützt mehr vor dem Schmerz. Diese Auseinandersetzung mit dem Unausweichlichen und das Traurigsein hat neben allem Schmerz auch etwas Heilsames. Nicht selten möchten die Betroffenen in dieser Zeit viel allein sein. Und wenn sie doch die Nähe anderer zulassen, dann eher in der Form des Beistands als der Beratung.

Das Durchleben dieser Phasen wird oft als Schwanken beschrieben, als würde einem der Boden unter den Füßen weggezogen – oder als niedergeschlagene Momente der Schwermut. Erst, wenn die Bodenhaftung wiedererlangt und die Schwermut überwunden ist, kann die Verlustbotschaft wirklich angenommen werden.

Fünfte Phase: Die Annahme

Ist die Bodenhaftung langsam zurückgekehrt, lässt sich auch wieder ein sicherer Stand einnehmen. Bildlich gesehen ist es auch dann erst möglich, sich wieder aufzurichten, vielleicht mit einem tiefen Luftholen, um den nächsten Schritt zu gehen. In der Phase der Annahme können wir die Verlustbotschaft akzeptieren und in das eigene Leben integrieren. Es ist ein Ja zum Leben (und zum Verlust/zum Loslassen/zur Veränderung/zum Tod), zur Zukunft, zum

Schicksal, und auch ein Ja dazu, künftig mit diesem Verlust die nächsten Schritte zu gehen. Gleichzeitig kann das Gefühl des Traurigseins oder des Bedauerns und Betrauerns natürlich bestehen bleiben oder immer wieder auftauchen.

Und, wie schon betont, bedeutet das Durchlaufen dieser fünf Phasen nicht, dass die eine oder andere oder alle Phasen nicht noch einmal durchlebt werden; dann allerdings von einem neuen Ausgangspunkt aus. Insofern wird das Erleben nicht dasselbe sein, sondern auf die vergangenen Erlebnisse aufbauen. Hierzu passt das schon bekannte Zitat sehr gut: *Man kann nicht zweimal in denselben Fluss steigen.*

Mit einem Verlust sind zudem nicht selten mehrere Abschiede verbunden. Davon ausgehend, dass jeder Abschied seinen eigenen Prozess hat, laufen gegebenenfalls mehrere Abschiedsprozesse gleichzeitig ab, sicherlich aber nicht in derselben Geschwindigkeit oder Intensität. Ein Beispiel: Als Witwe betrauere ich nicht nur den Verlust meines geliebten Ehemannes/Partners. Gleichzeitig muss ich mich auch von meinem Rollenverständnis als Ehefrau/Partnerin verabschieden, sowohl im Innern als auch in der Begegnung mit anderen. Möglicherweise muss ich mich auch von bestimmten Freunden meines Partners verabschieden oder von Hobbys, die nur gemeinsam funktionieren. Daher ist es durchaus möglich, mehrere dieser Phasen gleichzeitig zu durchleben, sicherlich aber in unterschiedlicher Qualität.

Wichtig ist, sich bewusst zu sein, dass eine Verlustbotschaft Angst und Unsicherheit erzeugt, was zu bestimmten biochemischen Reaktionen führt, die bestimmte emotionale Muster in uns hervorrufen. Je bewusster der eigene Gemütszustand wahrgenommen werden kann, desto leichter fällt es, irritierenden Stimmungsschwankungen zu begegnen oder sie bewusst zuzulassen.

Neue Trauerforschung

Die Zergliederung einer emotionalen Ganzheit in Etappen bildet natürlich nie die Wirklichkeit ab. Problematisch wird es, wenn unterstellt wird, Trauernde müssten in einer bestimmten Weise Trauer empfinden und durchleben, sonst könne es gesundheitliche Folgen geben. Dadurch werden Betroffene in Abschiedsprozessen unangemessen unter Druck gesetzt. Und das in Zeiten, in denen sie schon ausreichend Druck empfinden.

In den letzten Jahren wurden die bestehenden Phasenmodelle verfeinert oder aus anderen Blickwinkeln betrachtet. Erfreut habe ich die Ergebnisse aus dem „Dualen Prozessmodell der Bewältigung von Verlusterfahrungen" von Stroebe und Schut[1] aufgenommen. Dieses Modell weist auf einen ganz entscheidenden Faktor in der Abschieds- und Trauerbewältigung hin: Man kann nicht dauernd trauern, man muss sich auch mit seiner neuen Lebenssituation auseinandersetzen. Stroebe und Schut nennen es Oszillieren, Pendeln zwischen den verlustorientierten und den wiederherstellenden Bewältigungsmustern. Im einen Moment muss man problemorientiert und sachlich-nüchtern einen Sachverhalt klären (z. B. mit Behörden sprechen), im nächsten Moment fühlt man sich durch etwas erinnert, emotional berührt und erlebt sich tief traurig. Beides gleichzeitig geht nicht.

Ein weiterer Gesichtspunkt ist, dass sich Trauernde selbst schützen müssen: Sie müssen in einer Zeit, die nervenaufreibend ist und Angst macht, viel Kraft aufbringen und brauchen auch Pausen. Das wird in den Phasenmodellen nicht so deutlich (da sie einen anderen Aspekt betrachten), ist aber sehr wichtig; genauso wichtig wie das Recht von Trauernden, manchmal keine Gefühle zu zeigen oder sich mit anderen nicht austauschen zu wollen.

Genauso, wie ich die Abschiedsphasen nach Kübler-Ross nachempfinden kann, möchte ich bestätigen, dass mit einer intensiven Verlusterfahrung tatsächlich eine solche Achterbahnfahrt verbunden ist: ein Hin und Her zwischen gegenwärtigem Handeln-Müssen, der Erinnerung an die Vergangenheit mit Trauerempfinden und (meist auch angstmachenden) Zukunftsvorstellungen. Im Laufe der Zeit wird nach Stroebe und Schut die Verlustorientierung geringer, der Fokus auf das Wiederherstellen von Alltag und Gestalten des neuen Lebens größer. Das habe ich ebenfalls so empfunden.

Besonders deutlich werden die oben beschriebenen Abschiedsphasen, wenn eine unerwartete und existenzielle Verlustsituation plötzlich von außen entsteht. Es gibt aber auch Lebenskrisen, die eine Entscheidung erfordern, die zunächst nicht getroffen werden kann. Stattdessen wird mit einem möglichen, alles verändernden Abschied lange gerungen, z. B. wenn man mit einer bestimmten Lebenssituation (privat oder beruflich) unzufrieden ist, aber nicht sicher ist, ob man die Situation verlassen soll bzw. das überhaupt schaffen würde.

Derartige Situationen haben wir wohl alle schon erlebt. Bevor ein endgültiger Schritt gegangen wird, werden unterschiedliche Lösungswege gesucht und beschritten, die als „kleiner Abschiedsprozess" auch ein Loslassen des Bisherigen und Zulassen von etwas Neuem bedeuten, mit allen Gefühlen, die wir schon kennengelernt haben. Kann das Phasenmodell von Kübler-Ross hierzu auch herangezogen werden? Meiner Erfahrung nach gehen die Betroffenen ebenfalls durch die beschriebenen Phasen, nur drehen sie sich mit jedem misslungenen Lösungsversuch im Kreis, vielleicht auch, weil der Mut zur Entscheidung noch fehlt. Auch diese Entscheidungsfähigkeit will ja „geboren" werden. In den verschiedenen, manchmal sich über Jahre hinziehenden Versuchen und Etappen ist man mal der Ansicht, dass doch alles in Ordnung ist, oder verharrt in einer Art Erstarrung (Phase des Nicht-wahrhaben-Wollens), mal ist man wütend, dann sucht man nach Auswegen, indem man mit Freund:innen redet oder fachliche Unterstützung aufsucht (Phase des Verhandelns), und man kann ebenso deprimiert sein, wenn die zaghaften Versuche nicht den gewünschten Erfolg zeigen (Phase der Schwermut). Erst wenn es gelingt, Grenzen zu ziehen, eine Entscheidung zu treffen, den eigenen Standpunkt klar zu sehen, kann der Abschied vollzogen werden, hin zur Annahme, zur Entwicklung einer neuen Lebenssituation.

Ob die Veränderungsprozesse nun langsam von innen oder überraschend von außen kommen: Schwanken, Angst, Unsicherheit, Niedergeschlagenheit oder pausenlose Aktivität sind Zustände, die in den verschiedenen Etappen auftauchen. Ohne die Prozesse anzuhalten oder zu negieren, können Qigong-Übungen in allen Phasen einen gesunden Impuls hin zu etwas mehr Ruhe, innerer Stabilität und Ausgeglichenheit geben. Positive Assoziationen können dies zusätzlich verstärken. Alles darf sein, und es darf auch etwas geben, das in diesen Phasen guttut, wie z. B. Qigong.

Selbstfürsorge auf dem Weg zu mehr Wohlbefinden

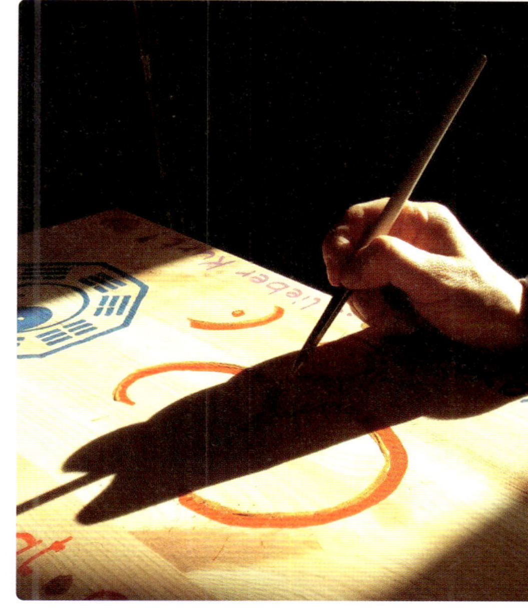

Eine Verlustbotschaft erscheint im Allgemeinen unerwartet – und von außen. Darauf folgen im Abschiedsprozess Re-Aktionen, also ein Reagieren *aufgrund* des Ereignisses.

In einem solchen Moment scheint es schwerzufallen, sich zu vergegenwärtigen, dass wir bereits andere Verlusterfahrungen in unserem Leben durchgestanden haben. Auf eine gewisse Weise ist es richtig, die bevorstehende Verlusterfahrung als einzigartig anzusehen, denn jeder Abschied ist einmalig und damit nicht im Detail mit anderen zu vergleichen. Ähnliches gilt für die Verlusterfahrungen aus dem eigenen Inneren heraus, die vergleichbares Fühlen und Handeln im Ringen um den „richtigen" Weg hervorrufen. In diesem Fall zeigt vielleicht meine Umwelt den Schock auf meine neue Verhaltensweise, meinen Versuch, mit der schwierigen Lebenssituation umzugehen. Es gilt dann einen guten Weg zu finden, mit den Gefühlen der anderen angemessen und souverän umzugehen.

Wichtig finde ich es, sich zu vergegenwärtigen, dass es im Prozessverlauf die oben beschriebenen Gemeinsamkeiten gibt, sodass man aufgrund der Erfahrung auf die bevorstehenden Stimmungsschwankungen und Verhaltensauffälligkeiten schon vorbereitet sein kann. Das gilt sowohl für direkt Betroffene als auch für deren Begleitung, die einen eigenen Prozess durchläuft, der mit dem des:der Betroffenen nicht synchron verlaufen wird. Es gilt auch, sich klarzumachen, dass man der Situation und den Gefühlen nicht völlig machtlos ausgeliefert ist. Mit etwas Abstand betrachtet lassen sich die emotionalen Amplituden möglicherweise positiv beeinflussen und etwas abmildern.

Von Vorteil ist es, Konsequenzen aus eigenem Handeln mit einzubeziehen. Wenn ich zum Beispiel eine ungesunde Lebensweise habe, dann sollte ich in Erwägung ziehen, dass mein Körper oder mein Geist mit Störungen antworten kann. Wenn eine Vorerkrankung besteht, hilft zwar das Prinzip Hoffnung auch weiter und mobilisiert ungeahnte Kräfte, doch gleichzeitig könnte man seine eigene Geisteshaltung für die Möglichkeit öffnen, dass aus dieser Vorerkrankung ernstere, lebensbedrohliche Erkrankungen werden könnten. Je mehr wir in unser Denken alle Wahrscheinlichkeiten mit einbeziehen und am besten auch Angehörige haben, mit denen wir offen darüber sprechen können (anstelle von: „Ach, das wird schon wieder!"), desto eher besteht die Möglichkeit, den oben beschriebenen Schock in der Phase des Nicht-wahrhaben-Wollens abzumildern, was den gesamten Abschiedsprozess positiv beeinflussen kann. Und auch die innere Haltung zu sich selbst und zu anderen Menschen scheint Einfluss auf Abschiedsprozesse zu haben: Es ließ sich wissenschaftlich ermitteln, dass es Menschen, deren Einstellung eher positiv ist, leichter gelingt, sich an eine Verlustsituation anzupassen.[2] Zu einer solchen positiven Einstellung gehört meines Erachtens auch der Gedanke, dass alles richtig ist, wie es ist, dass alles für irgendetwas gut ist. Das kann im Umgang mit solchen Herausforderungen gelassener machen.

Wichtig ist auch, Körper und Geist lebenslang achtsam zu „benutzen". Die Yogi nennen den Körper den „Tempel der Seele" … Es gilt, achtsam mit unserem Körper umzugehen, um den „Tempel" in Schuss zu halten. Wir wissen aus dem Bündel psychosomatischer Erkrankungen, dass sich Erkrankungen oder Beeinträchtigungen des Körpers auf die Psyche, den Geist, auswirken und dass auch umgekehrt psychische (Vor-)Belastungen sich negativ auf die körperliche Verfassung wirken können.

Je besser unsere körperliche und geistige Verfassung ist, desto mehr Kraft steht zur Verfügung, um Abschiedsprozesse gut zu durchlaufen.

Es gibt viele Wege, Körper und Geist zu stärken. Dazu gehören zum Beispiel ausreichend Ruhepausen und Schlaf, Phasen, die man allein verbringen kann, eine überwiegend gesundheitsförderliche Ernährung, gute Gespräche mit

Freund:innen, Inspiration aus Kultur sowie Ausgleichsbetätigungen wie leichter Ausdauer- oder Teamsport, ebenso achtsamkeitsfokussierte Betätigungen wie Meditation, Yoga, Tai-Chi oder eben auch Qigong. In Lebenskrisen und anderen herausfordernden Lebensphasen, die fast immer mit Abschiedsprozessen verbunden sind, kann regelmäßiges Qigong unterstützend auf Körper und Geist wirken, indem es uns tiefer und bewusster atmen lässt und uns Methoden an die Hand gibt, um den Geist zu beruhigen, die Gedanken zu lenken und die Körperkräfte auf besonders sanfte Weise zu aktivieren.

Kapitel 3
Grundlagen der Traditionellen Chinesischen Medizin (TCM)

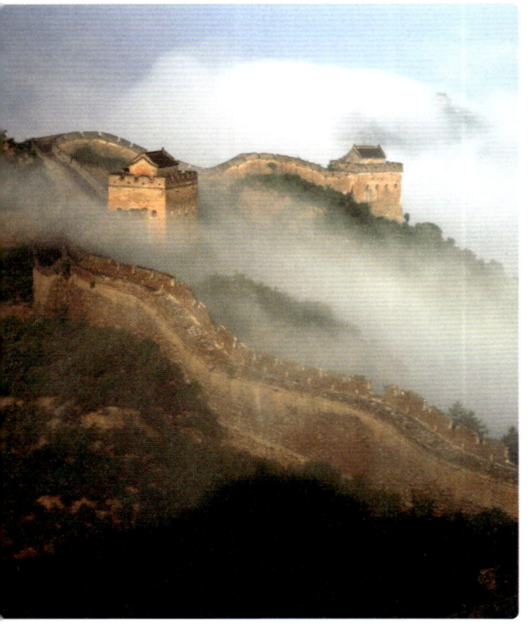

Damit Sie besser verstehen, warum Qigong in Abschiedsprozessen unterstützend wirken kann, möchte ich Sie zunächst mit dem Medizinverständnis der TCM vertraut machen und Ihnen einige der komplexen Wirkprinzipien der TCM in aller Kürze erklären.

Das Ganzheitliche in der fernöstlichen Weltanschauung und in der TCM

Der Verstand ermöglicht es dem Menschen, sich ein Bild von seiner Welt zu machen und diese Welt nach bestimmten Gesetzmäßigkeiten einzuteilen. Das gilt sowohl für übergeordnete Betrachtungen, wie sie Philosoph:innen und Naturwissenschaftler:innen anstellen, als auch für die Diagnostik in der Medizin. Dabei unterscheiden sich manche vorchristlichen Weltanschauungen und vor allem die fernöstliche Weltanschauung, wie sie bis heute z.B. im Daoismus, Buddhismus und in der TCM weiterlebt, von der westlich-christlichen Weltanschauung der letzten Jahrhunderte. Sehr vereinfacht betrachtet könnte man sagen, dass sich mit der Anerkennung nur eines Gottes in der westlich-christlichen Weltanschauung die Betrachtung der Lebenszusammenhänge mehr auf linear-kausale Erklärungen und Gegensätzlichkeiten konzentriert. Im Vordergrund steht hier die Betrachtung von Ursache und Wirkung, richtig und falsch, Entweder-oder, *einer* Lösung für *ein* Problem. Vermutlich hat dieses Konzept unsere heutige, zumeist technisch orientierte westliche Welt erst möglich gemacht. Deshalb wird es in der Philosophie auch „mechanistisches Weltbild" genannt.

Auch im Hinblick auf die Betrachtung des Menschen hatte dieses mechanistische Weltbild Folgen. Der französische Philosoph René Descartes (1596–1650) zum Beispiel vertrat die Ansicht, dass Körper und Geist voneinander unabhängig wären. Zwar folgten spätere Philosophen bzw. Naturforscher wie Isaac Newton (1643–1723) dieser Vorstellung nicht, doch behielt sie in der Medizin lange ihre Wirkung. Heute rückt die westliche Weltanschauung den Prinzipien fernöstlicher Weltanschauung und Gesundheitslehre deutlich näher, und moderne Begriffe wie „psychosomatisch" zeigen, dass Körper und Geist wieder als Einheit verstanden werden.

In die fernöstliche Weltanschauung konnte teilweise altes schamanisches Wissen einfließen. Auffällig ist der insgesamt eher allumfassende Blick, der sich bis heute zumindest auf spiritueller und medizinischer Ebene erhalten hat. Danach steht alles miteinander in Verbindung. Anstelle des „Entweder-oder" kultivierte sich die Sichtweise des „Sowohl-als-auch", eine Grundvoraussetzung für eine ganzheitliche Betrachtungsweise, die als „systemisches Weltbild" bezeichnet wird. Hier kommt der Eigenverantwortung eine viel größere Bedeutung zu, weil für Probleme nicht *die eine* Lösung zu suchen ist, die vielleicht sogar von Gelehrten und Studierten von außen kommt. Vielmehr ist in verschiedene Richtungen zu schauen und die Antworten auf ein Problem sind mit eigenem Zutun zu finden. Demnach werden die Dinge auch weniger nach ihrem Sein be-

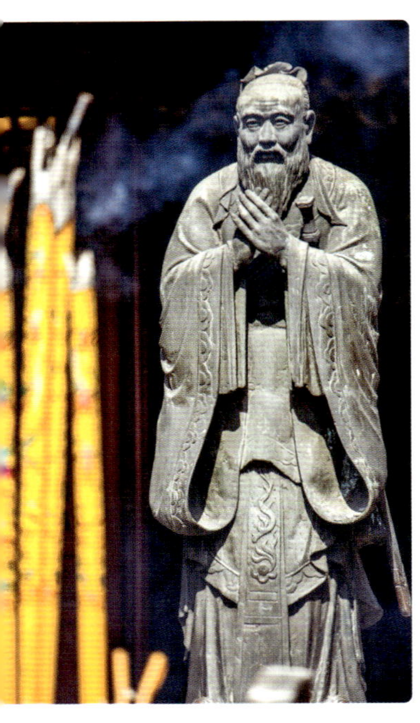

trachtet als vielmehr die Bewegungen der Dinge in ihrem steten Wechsel, die Qualität der Wandlungen.[3]

In der Kulturgeschichte Chinas spielen die „Drei Lehren" Konfuzianismus, Daoismus und Buddhismus eine große Rolle. Diese drei Lehren haben sich gegenseitig beeinflusst und ergänzt und wirken bis in die heutige Zeit.

Der Konfuzianismus leitet sich begrifflich von seinem Begründer, Kongzi oder Kongfuzi (deutsch: Konfuzius), ab, der ca. 550 v. Chr. geboren wurde. Für Konfuzius stand die Auseinandersetzung mit den Ordnungen von Gesellschaften und des Menschen als Teil der Gesellschaft im Vordergrund. Er entwickelte ethisch-moralische Grundprinzipien und Wertvorstellungen, nach denen der Mensch leben sollte, damit die Gesellschaft als Ganzes gesund bleiben kann: Menschlichkeit und Nächstenliebe, Gerechtigkeit und Rechtschaffenheit, ritueller Anstand und Sittlichkeit, Weisheit, Aufrichtigkeit und Verlässlichkeit. Auch die Ahnenverehrung nahm im Konfuzianismus eine wichtige Stellung ein, weshalb Obduktionen an Leichen verboten waren, was die Diagnostik erheblich beeinflusste.

Der Daoismus oder Taoismus war in China Philosophie und Religion zugleich. Als sein Begründer gilt Laotse (ca. 6. Jh. v. Chr.), dem auch das *Daodejing (Tao Te King)* zugeschrieben wird, eine heilige Textsammlung. Das Dao ist die „Lehre des Weges" und zugleich das „Höchste Ganze" oder der „Urgrund des Seins". Aus diesem ewigen Urgrund entwickelt sich das Sein vom Unkonkreten zum Konkreten, vom *Dao* über das *Wuji* zum *Taiji*. Letzteres enthält die Polaritäten Yin und Yang, daraus leiten sich wiederum alle Wandlungen sämtlicher Naturphänomene ab. Alles ist im Wandel. Die Kunst besteht für Daoisten also darin, sich in diesen Fluss des Wandels zu begeben und durch angemessenes Tun und Nicht-Eingreifen *(Wu Wei)* den eigenen natürlichen Weg zum Dao bzw. in die innere Leere zu finden.

Der Konfuzianismus kann als „Weg der Menschlichkeit“ bezeichnet werden, der Daoismus als „Weg der Natürlichkeit“. Beide fußen auf dem Wissen des Klassikers *I Ging* (oder *Yijing*), also auf der Dualität aus Yin und Yang, die ich weiter unten erläutere.

Der Buddhismus, als dritte wichtige Lehre des alten China, geht auf die Lehren des historischen Buddha Siddhartha Gautama zurück. Er lebte in Nord-Indien, auch etwa um 500 v. Chr. Es dauerte ungefähr 800 bis 1.000 Jahre, bis die Lehre vom legendären Mönch Bodhidarma nach China gebracht wurde, woraus der Chan-Buddhismus (in Japan: Zen-Buddhismus) entstand. Das Ziel des Buddhismus ist in knappen Worten die Erleuchtung bzw. das Erwachen, um sich als Mensch aus dem Zyklus der Wiedergeburten zu befreien und in das Nirvana einzugehen. Tugenden spielen dabei eine Rolle, vor allem aber die innere Einkehr in die Meditation, der spirituelle Weg. Der Chan-Buddhismus wurde vom Daoismus stark beeinflusst.

Diese drei Lehren bestanden im alten China nebeneinander und wurden von der Bevölkerung, teils unterschieden nach jeweiligen Lebensbereichen, angewendet. Alte mystische oder schamanische Vorstellungen flossen teilweise mit ein, was auch bei manchen Qigong-Übungen sichtbar wird.

Allgemeine Grundprinzipien der TCM

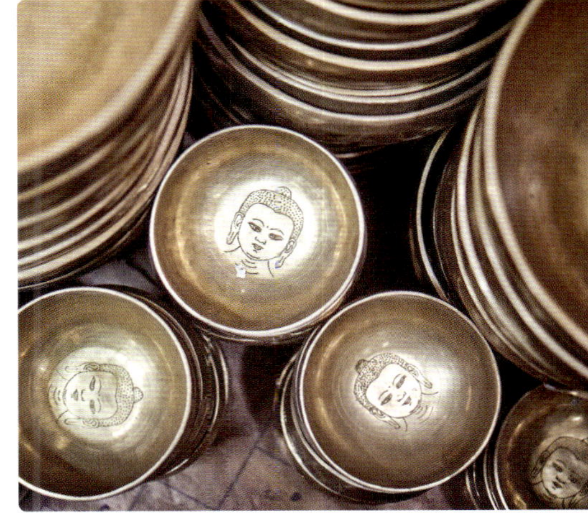

Die TCM basiert auf den Lehren des Konfuzianismus und Daoismus und damit auf dem Prinzip der Dualität des *I Ging:* Aus der Polarität des Yin und Yang entsteht allerdings nicht ein „Entweder-oder“, sondern ein „Sowohl-als-auch“. Dinge gegensätzlichen Charakters können sich, und das ist der entscheidende Unterschied zur westlichen Weltanschauung, gleichzeitig gegenseitig bedingen. Jedes Ding ist gleichzeitig es selbst und sein Gegensatz.

Yin enthält den Keim des Yang und umgekehrt. Ein eckiger Tisch kann nach monokausalen Erklärungsmodellen nicht gleichzeitig nicht eckig sein, nach dem Konzept des Yin und Yang dagegen schon, weil es die eine Qualität ohne die andere nicht geben kann.[4]

Ein weiterer großer Unterschied in der Diagnostik der TCM ist, dass der Mensch in seiner Fülle an Eigenschaften betrachtet wird und somit diverse Möglichkeitsräume der Behandlung identifiziert werden. Körper, Geist und Seele werden dabei als eine Einheit betrachtet. Alles ist mit allem verbunden – also bestehen auch vielfältigste Wechselwirkungen untereinander.

Manch alte Hausmittel, wie sie von weisen Frauen in der westlichen Welt über Generationen (aus der vorchristlichen Zeit?) überliefert wurden, konnten bis in die heutige Zeit gerettet werden, insbesondere dann, wenn medizinisch Gelehrte, wie Sebastian Kneipp, sie in ihre Behandlungen aufnahmen. Diese Hausmittel zeigen in ihrer Anwendung oft einen engen Zusammenhang mit den Erklärungsmodellen der TCM.

Ein Beispiel für die Herangehensweise in der TCM:
Anstatt bei Erkältungssymptomen ein Medikament zu schlucken, das Keime tötet und/oder Fieber senkt, wissen manche Menschen auch hier (noch), dass eine Erkältung mit kaltem Wind zu tun hat (Erkältung = Krankheitssymptome durch Kälte) und man deshalb bei ersten Symptomen heiße Fußbäder oder ein Schwitzbad machen sollte. Ergänzend würden wir noch einen Kamillentee aufgießen, denn Kamille lindert die Beschwerden bei Entzündungen der Atemwege (Ursache = Entzündung, Symptom = verstopfte Nase; dabei ist die Entzündung aus Sicht der TCM ebenfalls ein Symptom – hier müsste man demnach genauer nach der Ursache suchen).

Nur noch ganz wenige Menschen schwören auf Zwiebelsirup oder Inhalation von Zwiebelsud – und könnten meist nicht erklären, warum das guttut, oder würden sagen, dass Zwiebeln Keime töten. Die TCM würde die Zwiebel einsetzen und dazu erklären: Die Erkältung entsteht durch ein Eindringen von Kälte in die Haut (weil das Lungen-Qi und damit die körpereigene Abwehrkraft geschwächt ist). Dadurch gerät das Abwehr-Qi in Stagnation, die Haut wird durchlässig für Krankheitskeime. Das Qi kommt durch Wärme von innen (Ingwer, Zwiebel, Knoblauch) wieder in Bewegung und erzeugt zusätzlich Schweiß. Mit dem Schweiß können die Krankheitsfaktoren wieder durch die Haut nach draußen geführt werden.

Vitamin C aus Zitrusfrüchten hilft uns aus Sicht der TCM leider nicht weiter, weil Zitrusfrüchte „kalt" sind und das Yang verletzen. Das Yang wird aber vielleicht noch gebraucht, wenn es nämlich für Hitze im Körper (= Fieber) sorgen soll, um die Krankheitskeime thermisch zu zerstören. Hilfreich dagegen kann die Akupressur wichtiger Punkte auf der Körperoberfläche, der sog. Akupunkturpunkte, sein, wie *Dickdarm 4* an der Hand, *Dickdarm 20* an der Nase oder *Niere 1* auf der Fußsohle, zudem leichte Kost und Bettruhe, um die körpereigenen Abwehrkräfte ihre Arbeit machen zu lassen. Spezielle TCM-Heilkräuter, die z. B. das Lungen-Qi stärken oder den Yin-Mangel ausgleichen, können zum Einsatz kommen. Dazu gehören auch hier bekannte Gewürze und Kräuter, wie die schon genannten (Ingwer, Zwiebel, Knoblauch). Antibiotika werden dagegen ebenfalls als „kalt" eingestuft und wirken dem körpereigenen Abwehrkampf entgegen. Gleiches gilt für fiebersenkende Mittel.

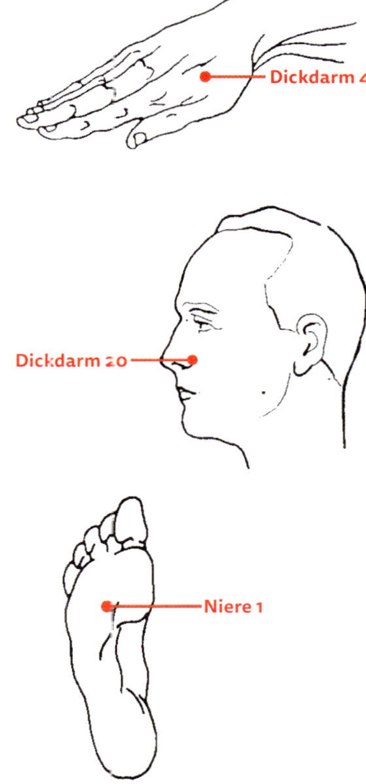

Die ganzheitliche Betrachtung von Krankheitsprozessen beruht auf einem jahrtausendealten Erfahrungsschatz. Im alten China war es aufgrund der großen Achtung vor den Ahnen – und damit auch vor ihrem toten Körper – nicht zulässig, an toten Menschen zu forschen. Da Operationen an Erkrankten vor viertausend oder auch zweitausend Jahren meist nicht sehr vielversprechend endeten, schieden diese als Mittel der Wahl aus. Vielmehr galt es, den Menschen mit all seinen Facetten zu betrachten, woraus sich eine sehr differenzierte Diagnostik entwickelte, zu der z. B. immer die genaue Betrachtung des Pulses (mit knapp 30 verschiedenen Eigenschaften) und der Zunge, oft auch die der Iris gehören. Je mehr unterschiedliche diagnostische Details der Körperbetrachtung zusammenkommen, desto genauer lässt sich ermitteln, an welchen Stellen angesetzt werden soll, um die Symptome zu behandeln.

Immer geht es dabei um den Ausgleich von Yin und Yang in Körper, Geist und Seele und die Berücksichtigung von sich wandelnden Regelprozessen wie den Jahres- oder Tageszeiten. Ein Klassiker der TCM ist bis heute das medizinische Grundlagenwerk *Huangdi Neijing Suwen* („Unbefangene Fragen des inneren Klassikers des Gelben Kaisers“: Für dieses Werk gibt es verschiedene Titel, z. B. auch „Kanon des Gelben Kaisers zur inneren Medizin“, „Des Gelben Kaisers Klassiker des Innern“ oder „Der Gelbe Kaiser zur inneren Medizin“), kurz „*Neijing*“ genannt, das ab ca. 220 n. Chr. verfasst und mehrfach erweitert wurde. Der Kaiser Huang Di, einer der fünf Urkaiser, gilt als Begründer der chinesischen Kultur und soll 2500 v. Chr. gelebt haben. In dem Werk sind umfassende medizinische Ratschläge gesammelt. Zum Beispiel kann man dort lesen: *… man muss seine Atmung regulieren, seinen Geist schützen und die Muskeln entspannen …* Womit auch die wichtigsten Qigong-Grundlagen genannt sind.[5]

Nachfolgend werden einige grundsätzliche Faktoren der TCM dargestellt, die in der Diagnostik eine Rolle spielen und auch in die Erklärung der Wirkungen des Qigong mit einfließen.

Yin und Yang

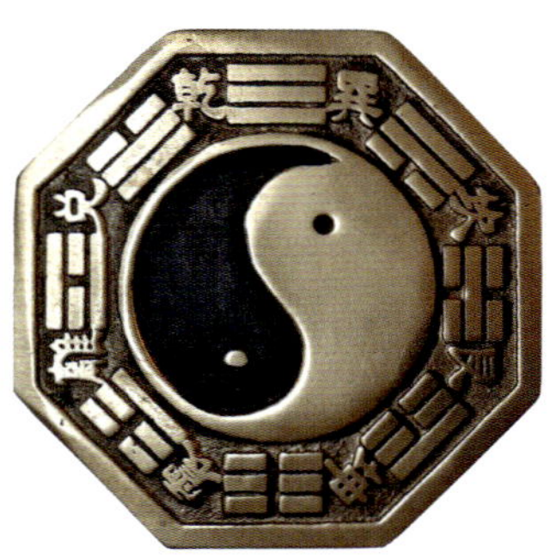

Die ersten Erwähnungen von Yin und Yang gehen auf die Zhou-Dynastie (ca. 1000–770 v. Chr.) zurück.[6] Das Yin-Yang-Konzept ist die herausragendste und unverwechselbare Theorie in der TCM. Physiologie, Pathologie und Behandlungslehre können letztlich auf Yin und Yang zurückgeführt werden.

Die früheste Erwähnung von Yin und Yang wird dem „Buch der Wandlungen“ *(I Ging* oder *Yijing)* zugeschrieben, das zwischen 1000 und 400 v. Chr. verfasst wurde. Alle möglichen Yin-/Yang-Zustände des Universums werden hier beschrieben und bildlich dargestellt. In dem Buch wird Yang als durchgehende (= eine) Linie dargestellt, Yin als unterbrochene Linie (= zwei Linien). Kombinationen aus drei Linien ergeben acht verschiedene Yin-/Yang-Zustände, die im Symbol des *I Ging* dargestellt sind (siehe Abbildung auf S. 52). Im Buch der Wandlungen werden mit diesen acht Zuständen wiederum Paare gebildet, woraus sich 64 Hexagramme bilden lassen. Es zeigt sich danach, dass es weniger reine Yin- oder Yang-Zustände gibt, sondern vor allem fließende Übergänge, die in dem Werk dargestellt und erläutert werden. Den maximalen Yin-Zustand zeigen sechs unterbrochene Linien, was der „empfangenden Erde" entspricht. Die sechs durchgezogenen Linien ergeben den maximalen Yang-Zustand, der als „schöpferischer Himmel" bezeichnet wird.

Allgemein bekannt ist, dass in der chinesischen Kultur Zahlen eine besondere Bedeutung haben. Das wird schon im „Buch der Wandlungen" sichtbar, denn die Linien für Yang (eine Linie; ungerade Zahlen) und Yin (zwei Linien; gerade Zahlen) bezeichnen ja schon „eins" und „zwei". Laotse wird in seinem berühmten Werk, dem *Tao Te King* (Vers 42), gern folgendermaßen zitiert: „Das Dao gebiert die Eins, die Eins gebiert die Zwei, die Zwei gebiert die Drei und die Drei gebiert die zehntausend Dinge." Eins und Zwei stehen für Yang und Yin. Und aus daoistischer Sicht steht die Zahl drei für Erzeugung und Vollendung – auch sämtlicher Phänomene des Universums.

Aus dem Wissen um das Prinzip des Yin und Yang beschäftigte die Weisen des chinesischen Altertums natürlich auch die Frage, wie man die Dualität überwinden und in das „Höchste Ganze", das *Dao*, eintreten könnte. Dieser Wunsch nach der vollkommenen Einheit war und ist Basis vieler Religionen und philosophischer Betrachtungen, auch des Daoismus und Buddhismus.

Das chinesische Schriftzeichen für Yin und Yang bezieht sich auf die Sonnen- und Schattenseite eines Hügels. Yin steht für Schatten, Yang für Sonne. Entsprechend steht Yin auch für das Immaterielle, für Nacht, Dunkelheit und Ruhe, Yang für das Materielle, für Tag, Helligkeit und Aktivität – um nur einige der vielfältigen Unterscheidungsmuster zu nennen. Die meisten Merkmale beziehen sich auf den Ausdruck einer zeitlichen Dualität, auf ein Abwechseln gegensätzlicher Stadien in der Zeit. Der Wechsel von Yin und Yang wird daher auch als treibende Kraft für die Entwicklung des Lebens gesehen.

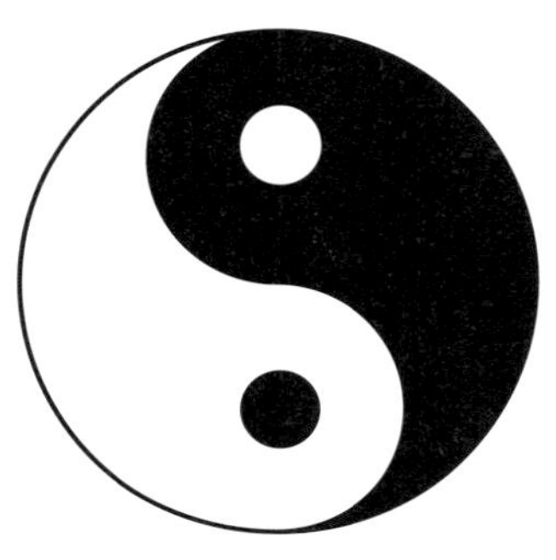

Yin und Yang wurden über viele Jahrhunderte nur als Linien im *I Ging* dargestellt, das bekannte Symbol des *Taiji* ist erst seit dem 11. Jahrhundert dokumentiert. Interessant dabei ist, dass es das Symbol in Europa bereits ab dem 4. Jh. v. Chr. gab, und zwar zuerst bei den Etruskern, allerdings ohne die alles entscheidenden Punkte, hier fehlt also das Element der gegenseitigen Durchdringung. Aus dem 1. Jh. n. Chr. ist das Symbol bei den Kelten bekannt, bei den Römern gibt es sogar Beispiele mit Punkten auf Schilden. Die Bedeutung von deren Symbolik ist allerdings (noch) nicht vollständig geklärt.

Wie das chinesische Schriftzeichen Licht- und Schattenqualitäten beschreibt, so zeigt auch das *Taiji* eine helle und eine dunkle Seite (die Ausrichtung des Symbols kann übrigens variieren). Mit Blick auf die Dualität des Yin und Yang wird sichtbar, dass der Keim des einen im anderen bereits enthalten und alles immer im Wandel, in Bewegung ist. Yin wird schwächer, wenn Yang stärker wird, und umgekehrt. Yin oder Yang kann es für sich allein nie zu hundert Prozent geben. (Damit unterscheidet sich das „modernere" *Taiji* vom *I Ging*, in dem es maximale Yin- und Yang-Zustände zumindest im Hexagramm gibt.) Yin und Yang bilden ein Ganzes, bedingen einander und füllen die Leere, das ungeordnete Chaos des *Wuji*, das als leerer Kreis dargestellt wird. Und über allem steht das *Dao*, das „Höchste Ganze", wie es im „Buch der Wandlungen" heißt.

Die Betrachtung von Yin und Yang in der Philosophie und in der Medizin lässt sich unendlich fortsetzen und soll hier nicht weiter vertieft werden. Herausgreifen möchte ich die unterschiedlichen Eigenschaften von Yin und Yang in Bezug auf die Körperstruktur, da diese Unterscheidungen auch mit Blick auf die Körperübungen des Qigong von Bedeutung sind:

Yin	Yang
Unten	Oben
Innen	Außen
Rechts	Links*
Vorderseite (Thorax, Bauch)	Rückseite (Rücken)
Torso (unten)	Kopf (oben)
Unterhalb der Taille	Oberhalb der Taille
Organe (innen, verborgen)	Haut, Muskeln (außen, sichtbar)
Struktur der Organe	Funktion der Organe
Blut, Körperflüssigkeiten	Qi
Einatmen (i. d. R.)	Ausatmen (i. d. R.)
Nähr-Qi (im Körperinneren)	Abwehr-Qi (Körperoberfläche)

*Je nach Schule kann es auch umgekehrt sein, so auch im Qigong Yangsheng.

Yin bedeutet dabei nicht nur „unten“ oder „innen“, sondern gibt auch die Richtung an. Eine „Yin-Bewegung“ ist nach unten und/oder nach innen gerichtet, eine „Yang-Bewegung“ nach oben und/oder außen. Damit kann eine tatsächliche Bewegung eines Körperteils gemeint sein, die Bewegungsrichtung beim Atmen oder auch die Bewegungsrichtung von Energie durch Nahrung oder Emotionen. So kennen wir zum Beispiel die zusammenziehende, kalte Energie von Zitronen oder die ausdehnende, heiße Energie von Chili. Ebenso kennen wir das Gefühl *nieder*-geschlagen oder *hoch*-erfreut zu sein. Der Bewegungsrichtung der Energie aus Emotionen mag vielleicht sogar der Körper folgen, indem der Kopf und die Schultern im Fall von Niedergeschlagenheit dem Erdboden ein paar Zentimeter näherkommen, oder die Emotion lässt uns Luftsprünge vor Begeisterung machen.

Qi – mehr als Energie

„Yin ist die Basis des Yang.“ Beim Üben von Qigong wird deshalb großer Wert darauf gelegt, das Qi in der unteren Hälfte des Körpers zu stärken, es dafür nach unten zu führen und dort zu sammeln, „dass es zu seiner Wurzel zurückkehrt“[7].

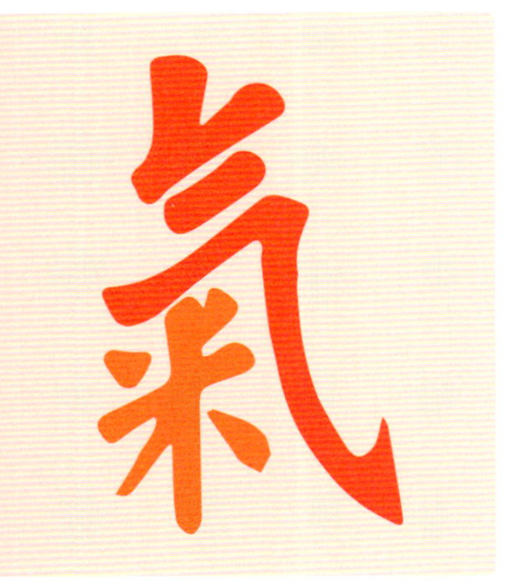

Das Konzept des Qi (sprich: Tschi) beschäftigt seit Beginn der chinesischen Zivilisation die dortigen Gelehrten. Schon das Schriftzeichen zeigt, dass es gleichzeitig etwas Materielles und etwas Immaterielles ist, denn es ist zusammengesetzt aus dem Schriftzeichen für Dunst oder Dampf (dunkler Bereich) und aus dem Schriftzeichen für (ungekochten) Reis (heller Bereich). Qi ist zum einen also so dünn und immateriell wie Dunst, zum anderen so dicht und materiell wie roher Reis. Aus der Physik kennen wir den Begriff der Materie, die als verdichtete Energie definiert ist. Der Gegensatz dazu ist Raum, worunter Physiker:innen ausgedehnte Materie verstehen.

Das Schriftzeichen zeigt außerdem, dass Qi eine feine Substanz ist, die beim Kochen von Reis (als Dampf) *entsteht.*[8] Also entsteht das eine aus dem anderen heraus – insofern bedingen sich das Materielle und das Immaterielle gegenseitig, was uns ja schon bei Yin und Yang begegnet ist.

Qi hat also eine veränderliche Natur, kann verschiedene Gestalten annehmen und sich in unterschiedlichen Situationen verschieden verhalten. Die Wandlungsfähigkeit des Qi beruht auf dem Prinzip von Yin und Yang. Qi ist Energie und Materie, Himmel und Erde. Solange im Menschen die Qi-Zustände zwischen Yin und Yang im Wandel sind, besteht Leben. Löst sich das Qi auf, ist der Mensch tot. Dabei bleibt die Summe an Qi immer gleich, der Tod ist also nur eine Veränderung des energetischen Zustands. Auch diese Weisheit ist uns vertraut, nämlich aus christlichen Trauer-Ritualen. So weist uns der Ausspruch „Erde zu Erde, Asche zu Asche, Staub zu Staub“ auf die verschiedenen Zustände von Energie (auch des Menschen) hin und darauf, dass wir im Sinne des „Alpha und Omega“ zu einer anderen Form von Energie werden, woraus wieder Neues entstehen kann.

In der TCM wird Qi insbesondere als Energie verstanden, die sich gleichzeitig auf der physischen und auf der psychischen Ebene manifestiert und in verschiedenen Aggregatzuständen auftritt. Qi verbindet auch den geistigen und körperlichen Aspekt des Lebens und durchströmt das Bewusste und das Unbewusste im Körper. In Lebewesen gibt es sowohl sehr feines und zartes als auch sehr grobes und dichtes Qi, auch wenn es eigentlich nur eine einzige Qi-Energie gibt.

Für das **Qi**gong (wie der Name schon ahnen lässt) ist der Fokus auf das Qi von besonderer Bedeutung, insbesondere auf das sogenannte Wahre Qi, womit das gesunde, physiologische Qi gemeint ist. Der Qigong-Meister und Universitätsprofessor Jiao Guorui beschreibt die Unterteilung des Wahren Qi folgendermaßen:[9]

Das Wahre Qi *(zhenqi)* unterteilt sich in vorgeburtliches und erworbenes Qi.

Das vorgeburtliche Qi *(xiantianqi)* erhält der Mensch zum Zeitpunkt der Zeugung und während der Zeit im Mutterleib. Es ist die Basis und Quelle der Energie für alle seine Aktivitäten. Zum vorgeburtlichen Qi gehört auch das Nieren-Qi. Deshalb wird im Qigong der Stärkung des Nieren-Qi und des unteren Dantian viel Aufmerksamkeit geschenkt.

Das erworbene Qi *(houtianqi)* erhält der Mensch nach seiner Geburt. Es nährt den Körper und ist für die Entwicklung des Menschen zuständig. Das erworbene Qi nährt auch das vorgeburtliche Qi. Das ist insofern von großer Bedeutung, als sich das vorgeburtliche Qi im Laufe des Lebens langsam verbraucht und durch das erworbene Qi wieder gestärkt wird. Ist das vorgeburtliche Qi aufgebraucht, stirbt der Organismus.

Das erworbene Qi setzt sich aus dem Qi der Luft, das Atem-Qi oder Himmels-Qi genannt wird, und aus dem Nahrungs-Qi zusammen.

Mit dem westlich-technischen Verständnis ist es nicht leicht, diese Unterteilung verschiedener Energieformen zu verstehen. Dabei ist uns manches davon durchaus bekannt oder vertraut. Dass wir eine Form von Lebensenergie durch unsere Eltern mit auf den Weg bekommen haben, ist vorstellbar. Wir nennen es Vererbung oder Veranlagung. Energie aus der Luft aufzunehmen, mag uns schwerer vorstellbar erscheinen als die Aufnahme von Energie aus der Nahrung. Doch fühlt sich das tiefe Einatmen im Wald oder am Meer anders an als auf der Hauptverkehrsstraße einer Industriemetropole – und das sicherlich nicht nur aufgrund des Fehlens oder Vorhandenseins großer Mengen an Luftschadstoffen; energetisch scheint es doch einen Unterschied zu machen und entsprechend unterschiedlich zu nähren. Das, was mit Nahrungs-Qi in der TCM gemeint ist, kommt den Begriffen Kalorie und Joule sicherlich nahe. Doch auch hier können wir davon ausgehen, dass das Nahrungs-Qi in seiner Qualität über die rein physikalisch messbare erzeugte Wärme-Energie deutlich hinausgeht.

Ein gestörter Qi-Fluss kann zu einer übermäßigen Kondensation führen. Dadurch können sich Knoten, stoffliche Ansammlungen, wie Zysten und Tumoren, entwickeln. Bezogen auf die Ursachen von Erkrankungen mit Blick auf das Qi kann es einen Qi-Mangel geben, ein Absinken, eine Stagnation oder ein Rebellieren des Qi (das Qi fließt dann in die falsche Richtung).

Der Qi-Fluss kann durch die im Kapitel „Die fünf Säulen der TCM“ (S. 65) beschriebenen Behandlungsformen harmonisiert werden. Dazu dient natürlich auch das Qigong.

Das vorgeburtliche Qi kann durch Qigong-Übungen gestärkt werden, indem die Vorstellungskraft auf bestimmte Weise in den Bereich des Unterbauchs, vor allem zu einzelnen Akupunkturpunkten, gelenkt wird.

Erworbenes Qi wird durch Qigong-Übungen gefördert, die dem Lungen-Qi oder dem Magen-Qi besondere Aufmerksamkeit schenken. Dazu gehören im Qigong vor allem Übungen mit Fokus auf die Atmung. Mit der tiefen Ein- und Ausatmung werden nicht nur die Atemfunktionen verbessert, sondern auch die Verdauungsfunktionen, da durch die verstärkte Bewegung des Zwerchfells der Bauchraum mit den inneren Organen sanft massiert wird.

Beim Qigong entsteht zudem sogenanntes Inneres Qi. Nach längerer Übung wird es als wellenförmige Bewegung oder Wärme im Bauchraum, unteren Rücken oder an den Extremitäten wahrgenommen. Es balanciert Yin und Yang, und es kultiviert das Wahre Qi. Deshalb können Übungen des Qigong für die Förderung der physischen und psychischen Gesundheit so hilfreich sein.

Dantian – Energiezentren des Körpers

Der Begriff Dantian (sprich: Dan-tjen) kommt aus dem Daoismus und steht für „energetisches Zentrum“. Es ist kein Punkt, sondern ein größerer Bereich im

Körper. Energiefelder sind auch in der japanischen traditionellen Medizin und Kampfkunst bekannt und heißen dort Hara. Aus dem Yoga kennen wir den Begriff der Chakren. Je nach Betrachtungsweise und Schule gibt es eine unterschiedliche Anzahl und Bedeutung der verschiedenen Energiezentren.

In der TCM werden mit Betrachtung auf den menschlichen Körper drei Dantian unterschieden:

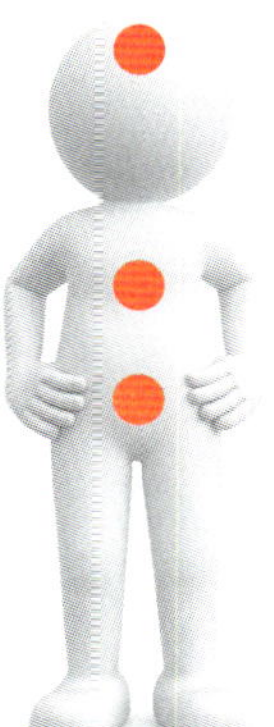

Das **obere Dantian** im Bereich des Dritten Auges: Es steuert unser Denken und wird mit dem Himmel assoziiert.

Das **mittlere Dantian** im Bereich des Herzens: Es steuert unsere Gefühle und wird mit Sonne und Feuer assoziiert.

Das **untere Dantian** im Bereich des Unterbauchs: Es steuert unsere Handlungen und wird mit der Erde assoziiert.[10]

Das untere Dantian kann noch weiter unterteilt werden:

Vorderes (unteres) Dantian: Es ist die Quelle der menschlichen Substanz, der Ort des nachgeburtlichen Qi. Es befindet sich im Bereich des Nabels oder einige Zentimeter unterhalb des Nabels, und zwar knapp unter der Haut.

Mittleres (unteres) Dantian: Es beherbergt die Summe aller physiologischen Funktionen und ist Ort des Wahren Qi. Es befindet sich auf der Höhe des Nabels oder wenige Zentimeter darunter, allerdings ca. 6 cm unter der Körperoberfläche im Körperinnern, was anfangs die Vorstellungskraft und Wahrnehmung deutlich herausfordert. Mit der Zeit und mit regelmäßiger Übung stellt sich eine Wahrnehmung für diesen Bereich ein.

Hinteres (unteres) Dantian: Von hier geht die treibende Kraft des Lebens aus. Es ist der Ort des vorgeburtlichen Qi und befindet sich zwischen dem zweiten und dritten Lendenwirbel, etwas oberhalb der Nabellinie, ebenfalls knapp unter der Haut. Am unteren Dantian sind viele Akupunkturpunkte versammelt, die im Qigong eine wichtige Rolle spielen, zum Beispiel mit dem Bewahren der Vorstellungskraft im unteren Dantian. Insgesamt ist diesen Akupunkturpunkten gemein, dass sie das Qi aktivieren und die aufrichtende Funktion des Körpers unterstützen.

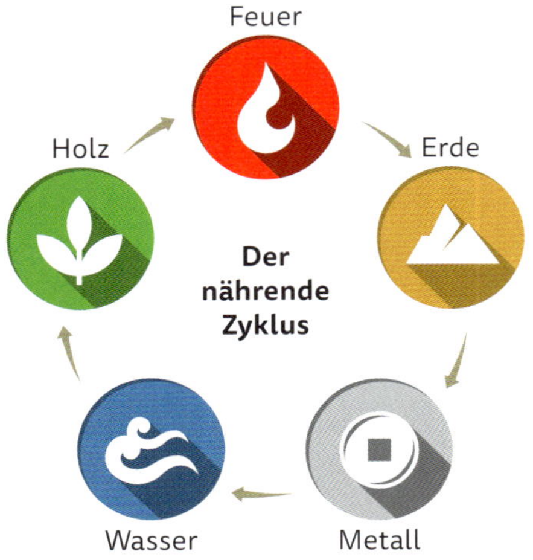

Die Fünf Elemente oder Wandlungsphasen

Neben der Betrachtung des Dualismus (Yin und Yang) und der Energien (Qi) ist eine weitere Betrachtung für das Verständnis von Bewegung und Wandlung wichtig: die Betrachtung von Kreisläufen im Mikro- und Makrokosmos, die Auswirkungen auf unseren Organismus haben bzw. in unserem Organismus ablaufen.

In der Literatur findet man die Begriffe „Element" und „Wandlungsphase" scheinbar gleichbedeutend genutzt. Dies sind Holz – Feuer – Erde – Metall – Wasser. Der Begriff „Element" hat dabei nichts mit einem chemischen Element zu tun, sondern bezeichnet als Überbegriff eine Vielzahl von Zuständen einer bestimmten Grundqualität. Der Begriff der „Wandlungsphase" bezieht sich mehr auf das Prozesshafte, auf die Beziehung zwischen den „Elementen", den Wechsel von einem „Element" zum anderen, weshalb er eher zur Erklärung der Veränderungsprozesse in der Natur oder in der Entwicklung der Lebensphasen benutzt wird.

Die Einteilung bestimmter Naturphänomene ist etwa zeitgleich nicht nur in China, sondern auch in Europa dokumentiert: Aristoteles teilte um 350 v. Chr. Naturphänomene in verschiedene Elemente ein und wies ihnen bestimmte Grundqualitäten bzw. Eigenschaften zu: Feuer/trocken-heiß, Erde/trocken-kalt, Wasser/feucht-kalt, Wind/feucht-heiß. Allerdings beschrieb Aristoteles diese Elemente im Sinne von Gegensätzen (im Sinne des Entweder-oder), während die TCM davon ausgeht, dass sie sich in einer gewissen Form gegenseitig nähren, aber auch kontrollieren oder aufzehren/verbrauchen.

„Die Fünf Elemente sind keine Basisbestandteile der Natur, sondern fünf grundlegende Abläufe, Qualitäten, Phasen eines Zyklus oder das inhärente Vermögen der Phänomene zur Veränderung."[11] Die erste schriftliche Erwähnung der Fünf

Elemente in China stammt aus der sogenannten Periode der Kämpfenden Staaten (476–221 v. Chr.). Der Begriff „Element“ wurde allerdings nicht verwendet, sondern es gab Begriffe wie „Regierungssitze“ oder „Fähigkeit, Talent, Material“, woran schon zu erkennen ist, wie umfassend Reichweite und Bedeutung dieser „Elemente“ sind. Die „Regierungssitze“ waren übrigens nicht nur fünf, sondern sechs, da neben den bekannten (nachfolgenden) „Fünf Elementen“ noch zusätzlich das „Korn“ einen Regierungssitz darstellt, offensichtlich das Element, das unsere Grundnahrung repräsentiert.

Nach Maciocia markiert das Aufkommen und Klassifizieren der fünf (oder sechs) Elemente den Übergang in eine eher (natur-)wissenschaftliche Medizin und damit eine allmähliche Abwendung vom lange praktizierten Schamanismus. Weniger wurden übernatürliche Ursachen für Krankheiten gesucht, vielmehr wurde die Natur beobachtet, um daraus Muster abzuleiten und diese auch auf die Interpretation von Erkrankungen anzuwenden.

Die „Fünf Elemente/Wandlungsphasen“ stehen für fünf verschiedene Qualitäten von Naturphänomenen, fünf Bewegungen und fünf Phasen im Kreislauf der Jahreszeiten oder auch des Lebens mit Geburt, Wachstum, Umwandlung, Reifung und Tod (der die Grundlage dafür schafft, dass es neues Leben geben kann). In gesunden Beziehungen nähren und kontrollieren sich diese Elemente. Ist das Gleichgewicht gestört, kann es zu einer Überkontrolle mit Schwächung des kontrollierten Elements oder auch zu einer sog. „Verachtung“ eines Elements kommen.

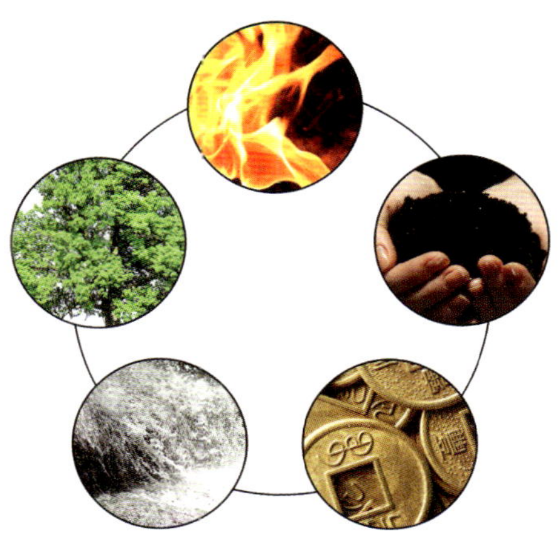

In der Sprache der TCM stellt sich die Beziehung der Elemente im nährenden Zyklus folgendermaßen dar: Das Holz nährt das Feuer und lässt es brennen. Das Feuer bringt Asche hervor und nährt damit die Erde. Das Metall wächst in der Erde, die Erde bringt also Metall hervor. Metall bringt das Wasser hervor (Wasser kondensiert auf Metall). Wasser nährt das Holz und lässt die Pflanzen wachsen.

In einem geschwächten System kontrolliert ein Element das übernächste. In der TCM spricht man davon, dass die „Großelterngeneration" die „Enkelgeneration" kontrolliert, weil die „Elterngeneration" geschwächt ist. Dabei ist die Kontrolle nicht negativ gemeint, eher positiv-regulierend. Erst, wenn es eine Überkontrolle gibt, hat das schädigende Folgen. Mit Blick auf die Elemente im kontrollierenden Zyklus entstehen folgende Wirkungen: Das Holz hält mit seinem Bewuchs, seinen Wurzeln die Erde fest. Die Erde gibt dem Wasser eine Laufrichtung vor. Das Wasser kann das Feuer löschen. Das Feuer kann Metall schmelzen. Das Metall spaltet das Holz. Somit sorgt die Großelterngeneration dafür, dass die Enkel quasi erzogen werden, nicht über die Stränge schlagen.

In der TCM sind den „Fünf Elementen/Wandlungsphasen" auch fünf Yin-Organe (Speicherorgane) und fünf Yang-Organe (Hohlorgane) zugeordnet. Auch hier gilt, dass sich die Organe im Gleichgewicht in eine Richtung nähren und in die andere kontrollieren. Im Ungleichgewicht schädigen sie sich entsprechend.

Folgende Eigenschaften werden den Elementen/Wandlungsphasen (unter anderem) zugeordnet:

Element	Lebensphase	Speicherorgan (Yin)	Hohlorgan (Yang)	Körper-struktur
Holz	Geburt	Leber	Gallenblase	Sehnen
Feuer	Wachstum	Herz	Dünndarm	Gefäße
Erde	Umwandlung	Milz	Magen	Muskeln
Metall	Ernte	Lunge	Dickdarm	Haut
Wasser	Speicherung	Niere	Blase	Knochen

Element	Sinnesorgan	Himmels-richtung	Geschmack	Laut-äußerungen
Holz	Auge	Osten	Sauer	Schreien
Feuer	Zunge	Süden	Bitter	Lachen
Erde	Mund	Mitte	Süß	Singen
Metall	Nase	Westen	Scharf	Weinen
Wasser	Ohr	Norden	Salzig	Stöhnen

Dazu zwei Beispiele aus der Ernährung: Bittere Lebensmittel gehören zum Element Feuer. Feuer nährt die Milz und den Magen, also verbessern bittere Lebensmittel die Verdauung. Dazu hat sich sogar in unseren Kulturkreis ein Sprichwort überliefert: „Was bitter dem Mund, ist dem Magen gesund." Wer viel Salziges gegessen hat, bekommt vielleicht plötzlich Appetit auf etwas Süßes. In TCM-Sprache heißt das dann: Die „Erde" kontrolliert das „Wasser". Ob sich wohl daraus auch der bei uns gewohnte süße Nachtisch entwickelt hat?

Diesen „Fünf Elementen/Wandlungsphasen" sind auch Emotionen zugeordnet. Da die Emotionen mit Blick auf Abschiedsprozesse von besonderer Bedeutung sind, habe ich ihnen ein eigenes Kapitel gewidmet (S. 73).

Das Meridiansystem

Die Meridiane sind Leitbahnen auf bzw. etwas unterhalb der Körperoberfläche, in denen das Qi fließt. Insofern ähneln diese Leitbahnen ein wenig den Blutgefäßen, in denen das Blut im Körper transportiert wird. Auch das Meridiansystem bildet ein Netzwerk im Körper. Jede Leitbahn ist mit einem bestimmten Organ verbunden. Dadurch entsteht eine wichtige Verbindung von der Körperoberfläche zum Körperinneren. Die Meridiane haben einen bestimmten, jahrtausendealten, aufgrund von Beobachtung ermittelten Verlauf und sind auf beiden Körperhälften identisch.

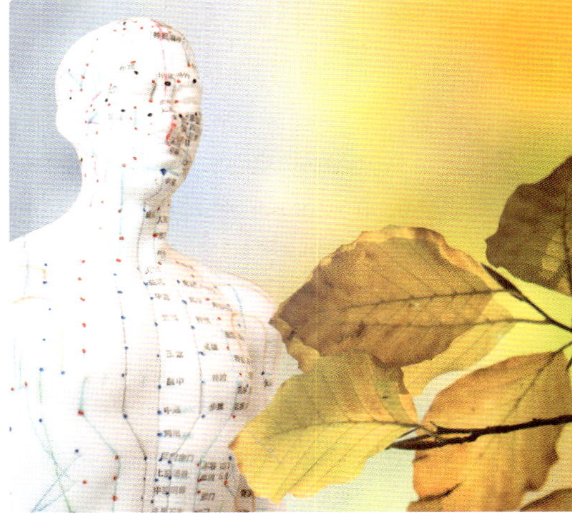

Es gibt insgesamt 12 Hauptmeridiane, die sich nach den Funktionskreisen der Organe richten und paarig angeordnet sind. Jeweils gehören eine Yin-Leitbahn und eine Yang-Leitbahn zusammen. Da die Organe den Fünf Elementen/Wandlungsphasen zugeordnet sind, gilt dies entsprechend auch für die jeweiligen Leitbahnen.

Element	Yin-Organ	Yang-Organ
Holz	Leber	Gallenblase
Feuer	Herz	Dünndarm
Erde	Milz	Magen
Metall	Lunge	Dickdarm
Wasser	Niere	Blase
Keine Zuordnung	Perikard (Herzbeutel)	Dreifacher Erwärmer

Eine übergeordnete Zuordnung haben das Perikard (der Herzbeutel als eigenständiges Organ) und der sogenannte Dreifache Erwärmer.

Der Dreifache Erwärmer ist einer der am schwersten fassbaren Aspekte der TCM. Diesen Meridian kann man sich als eine Art Verbindungsstraße zwischen den drei Erwärmern vorstellen, in der das Qi zirkuliert. Der Rumpf unseres Körpers wird in drei Regionen (drei Erwärmer) mit lebenswichtigen Funktionen unterteilt:

» Der obere Erwärmer (Brustregion, oberhalb des Zwerchfells): Er ist für die Atmung, die Durchblutung und den Feuchtigkeitshaushalt zuständig. Seine Organe sind Herz und Lunge. Das Qi im Bereich des oberen Erwärmers ist das Lungen-Qi bzw. das Ahnen-Qi.

» Der mittlere Erwärmer (Oberbauchregion, zwischen Zwerchfell und Nabel): Er ist für die Verdauung und den Transport sowie für die Verteilung von Nahrung und zugeführter Flüssigkeit zuständig. Seine Organe sind Milz, Magen, Leber und Gallenblase. Das Qi ist das Qi der Mitte bzw. das Magen-Qi.

» Der untere Erwärmer (Unterbauchregion, unterhalb des Nabels): Er ist für die Trennung von Nützlichem und Überflüssigem sowie für die Speicherung von Essenz (*Jing*, eine Art Flüssigkeit, die Knochen und Rückenmark nährt) bzw. für die Ausscheidung der Abfallstoffe zuständig. Seine Organe sind Niere, Blase, Dünndarm und Dickdarm. Das Qi im Bereich des unteren Erwärmers ist das primäre Qi oder Nieren-Qi.

Neben den zwölf Hauptmeridianen gibt es noch acht weitere Leitbahnen, die sogenannten außerordentlichen Gefäße, von denen hier drei kurz vorgestellt werden sollen. Das Besondere an den außerordentlichen Gefäßen ist, dass sie ein energetisches Muster über den ganzen Körper legen und die Hauptmeridiane auf eine bestimmte Weise miteinander verbinden oder sie zumindest kreuzen.

- Von zentraler Bedeutung für die Beeinflussung der Energie auf einer tiefen konstitutionellen Ebene sind zwei horizontal verlaufende Meridiane: das Konzeptionsgefäß *(renmai)* und das Lenkergefäß *(dumai)*. Beide Meridiane entspringen in der Niere (und sind damit mit unserer Essenz verbunden) und treten am tiefsten Punkt unseres Oberkörpers, dem Damm oder Perineum *(huiyin)*, an die Körperoberfläche.
  - Das Konzeptionsgefäß ist der Yin-Meridian und verläuft in der Körpermitte auf der Bauchseite zum Kopf hoch bis zum Oberkiefer an den Schneidezähnen.
  - Das Lenkergefäß ist der Yang-Meridian und verläuft in der Körpermitte auf der Rückseite des Körpers zum Kopf hoch und über die Stirn wieder hinunter bis zum Oberkiefer. Im Bereich der Oberlippe, der Schneidezähne, treffen sich beide, sodass hieraus ein Kreislauf entsteht, der auch als „kleiner Himmelskreislauf" bezeichnet wird und in der Meditation Verwendung findet.
- Das dritte wichtige außerordentliche Gefäß ist das Gürtelgefäß *(daimai)*. Es ist deshalb von besonderer Bedeutung, weil es der einzige querlaufende Meridian ist. Es verbindet alle längslaufenden Meridiane miteinander und spielt im Qigong Yangsheng eine wichtige Rolle.

Auf den Leitbahnen befinden sich weit über 300 spezielle Punkte, die u. a. in der Akupunktur und Akupressur zur Anwendung kommen (die sog. Akupunkturpunkte, siehe im nachfolgenden Kapitel).

Die fünf Säulen der TCM

Die TCM fußt auf einer Vielzahl von medizinischen Techniken, die in der chinesischen Bevölkerung seit vielen Tausend Jahren Anwendung finden. Meist wurden diese Techniken vom Meister zum Schüler weitergegeben und oft auch als Geheimnis gehütet. Später wurde dieses Wissen auch aufgezeichnet. Von

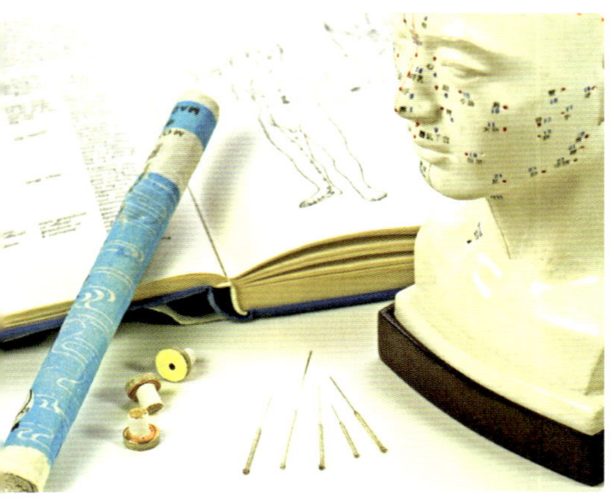

der Akupunktur sind Aufzeichnungen aus 200 v. Chr. bekannt, die Lehre selbst existiert seit über 5.000 Jahren. Die Grundlage der TCM und damit auch des Qigong, das *I Ging*, ist ähnlich alt und soll vor über 3.000 Jahren schon Anwendung gefunden haben.

In der Anwendung spielten über die Jahrtausende die jeweilige Weltanschauung, Dynastie und Mentalität der Menschen eine wichtige Rolle. So gehörten in frühen Dynastien auch Dämonen zu den Krankheitsursachen.

Der Schwerpunkt in der TCM liegt in der Vorbeugung von Krankheiten durch gesunde Lebensführung. Im modernen China wird die TCM zunehmend häufiger zur Behandlung von Krankheiten als zu deren Vorbeugung eingesetzt. Der große Vorteil der TCM bleibt aber die Prävention, da TCM-Spezialist:innen durch das umfangreiche Wissen aus dem Beobachten heraus bereits Funktionsstörungen identifizieren können, *bevor* diese zu Krankheiten führen.

In den 1950er-Jahren wurde von der chinesischen Regierung der Versuch unternommen, aus den verschiedenen Techniken ein einheitliches System zu erstellen, da sich immer mehr westliche Ärzte für diese Medizin interessierten. Die nachfolgenden fünf Techniken, zu denen auch das Qigong zählt, wurden in dieses offizielle System mit aufgenommen.

Alle Techniken haben als Grundlage die Bewegung des Qi aufgrund der Yin-Yang-Wandlung in Körper und Geist. Der Grundgedanke ist, dass Organismen gesund sind, wenn Qi frei fließen kann, und dass Krankheit entsteht, wenn Qi gestaut ist oder in die falsche Richtung fließt. Mit den verschiedenen Techniken soll der Qi-Fluss wieder aktiviert und harmonisiert werden.

Akupunktur, Akupressur und Moxibustion

Bei der Lehre der Akupunktur bezieht man sich auf die Behandlung des Qi-Flusses auf den Leitbahnen des Meridiansystems an speziellen Akupunkturpunkten. Durch Beobachtung wurde im Lauf der Akupunkturgeschichte herausgefunden, welche Wirkung jeder der Akupunkturpunkte auf das Gleichgewicht von Yin und Yang, Leere und Fülle, Wärme und Kälte etc. im Körper hat. An der ca. 5.300 Jahre alten Gletscher-Mumie Ötzi wurden Punkt-Tätowierungen „zufällig" an Stellen entdeckt, die Akupunkturpunkten entsprechen. Können wir also ein ähnliches Wissen für die damalige westliche Welt annehmen?

„Die Energiepunkte auf den Meridianen sind Zonen mit hoher elektrischer Leitfähigkeit, an denen der Qi-Fluss besonders effektiv beeinflusst werden kann."[12] Die bereits vor über 5.000 Jahren dokumentierten Akupunkturpunkte lassen sich also mit heutigen elektrotechnischen Methoden messen. Wie gut für unsere westliche Medizin. Es gibt einen Beweis … mindestens für das Vorhandensein der Akupunkturpunkte. Das sagt natürlich noch nichts darüber aus, ob Akupunktur hilft. Da streiten manche westlichen Gelehrten noch, während andere die Akupunktur schon längst erfolgreich in ihre Behandlungen mit einbezogen haben.

Mit unterschiedlichen Techniken kann man die Energieströme über Stimulation der über 360 Akupunkturpunkte beeinflussen und damit die Selbstheilungskräfte des Körpers aktivieren. 33 sogenannte Meisterpunkte gibt es, über die eine große Zahl an Symptomen auch in der Selbstbehandlung stimuliert werden kann. Da die Akupunkturpunkte über die Leitbahnen mit den inneren Organen in Verbindung stehen, können immer auch tiefgreifende Wirkungen erzielt werden.

» **Akupunktur:** Die Stimulation der Akupunkturpunkte erfolgt durch das Einstechen von Nadeln in die Haut.
» **Akupressur:** Die Stimulation erfolgt durch Reiben oder Druck auf Akupunkturpunkte. In der TCM wird die Akupunktur mit Nadeln meist als effektiver angesehen. Für Menschen, die empfindlich auf Nadeln reagieren, und vor allem für die Selbstbehandlung ist Akupressur besser geeignet.
» **Moxibustion** oder Moxa-Therapie: Hierbei werden die Akupunkturpunkte mit Wärme behandelt. Dies kann mit einer Art Kräuter-Zigarre erfolgen (Moxastange) oder, moderner, mit Moxa-Nadeln, Wärmepflastern oder Wärmelampen. Mit der Wärme wird die Durchblutung des Bereichs gefördert.

» **Akupunkt-Massage nach Penzel:** Willy Penzel (1918–1985) hat diese Methode auf der Basis des Meridiansystems der TCM in den 1950er-Jahren in Deutschland entwickelt. Die Behandlung ist eine Mischung aus Akupressur und Tuina (Massage), bei der mit einem speziellen Metallstab einzelne Meridiane ausgestrichen oder Akupunkturpunkte gedrückt werden. (Zur Tuina-Massage als eine weitere Säule der TCM lesen Sie auf Seite 70 mehr.)

» **Shiatsu:** In Deutschland bekannt und anerkannt ist diese japanische Behandlungsmethode, die ebenfalls erst im letzten Jahrhundert aus einem Bündel jahrhundertealter Akupressur- und Massage-Verfahren der TCM unter diesem Namen zusammengefasst wurde. Die Wurzeln des Shiatsu entspringen also auch der TCM. Es gibt verschiedene Schwerpunkte. Wie bei der Akupunkt-Massage nach Penzel stehen weniger die einzelnen Akupunkturpunkte für eine Akupressur im Vordergrund als vielmehr die Energieströme im gesamten Meridiansystem. Somit ist auch Shiatsu eine Mischung zwischen Akupressur und Tuina.

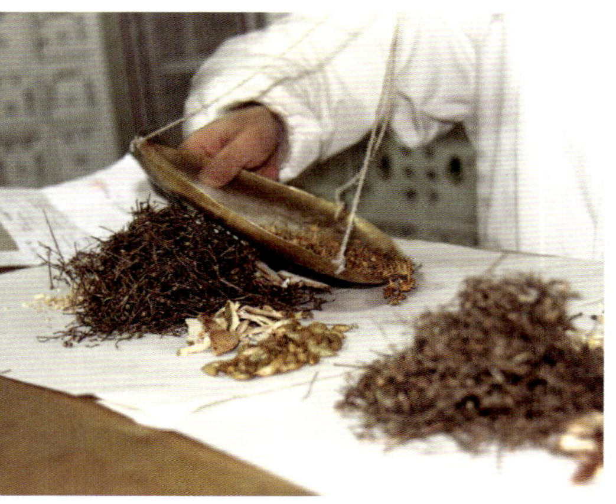

Chinesische Arznei-Therapie (CAT)

Bei den Arznei-Therapien kommen vor allem getrocknete Pflanzen (Wurzeln, Stängel, Blätter, Blüten und Früchte) zum Einsatz, aber auch einige tierische Bestandteile oder Mineralien. Diese Substanzen werden je nach Beschwerdebild nach einem speziellen Verhältnis-Schema individuell zusammengestellt. Es werden Tees verabreicht, oder die Substanzen werden fein vermahlen als Pulver oder Presslinge (Pillen) eingenommen.

Der Übergang zur Ernährungstherapie ist dabei fließend. Wie bei den Nahrungsmitteln werden die Naturarzneien nach ihrer Wirkungsweise unterschieden. So gibt es zum Beispiel die Hautoberfläche öffnende und wärmende oder kühlende Arzneimittel oder Feuchtigkeit umwandelnde und ausscheidende Arzneimittel, die Blut und/oder Qi harmonisieren.

Qigong

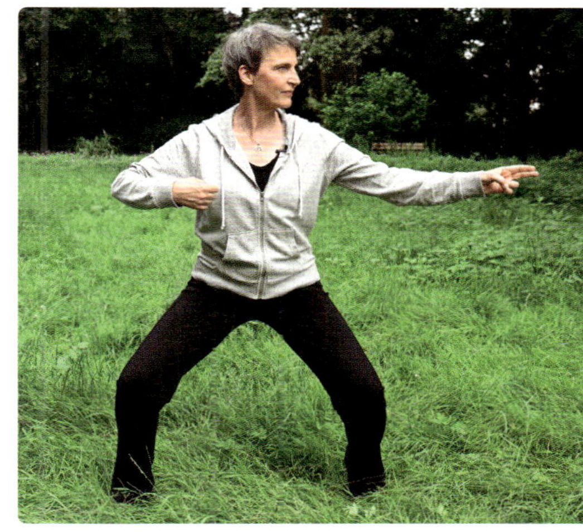

„Allgemein gesprochen ist Qigong eine Selbst-Übungsmethode, bei der der Übende seine eigene Lebenskraft mobilisiert und entfaltet und dadurch seinen Körper und seinen Geist selbst in Harmonie bringt.“[13] Qigong dient der Vitalisierung, Regeneration und Regulierung von Prozessen im eigenen Körper aus eigener Kraft heraus, ohne dass man diese Prozesse wirklich verstehen muss. Geist, Körper und Atmung werden durch Qigong-Übungen aktiv miteinander verbunden. „Deshalb gilt Qigong seit alters her als wichtige Maßnahme zum ‚Vertreiben von Krankheiten und zur Verlängerung des Lebens‘.“[14]

Qigong wird auch *Qi Gong* oder *Chi Gong* geschrieben. Es spricht sich „Tschigung“, mit leichter Betonung auf der zweiten Silbe.

Die Übungen werden in bequemer Kleidung und mit Socken, barfuß oder in Stoffschuhen mit einer dünnen Sohle (Tai-Chi-Schuhe, Gymnastikschuhe o. Ä.) durchgeführt. Man benötigt nicht viel Platz und keine Geräte, maximal eine Unterlage für Übungen in Ruhe auf dem Boden. Die meisten Übungen in Bewegung werden im Stehen praktiziert, manche Bewegungsübungen auch im Gehen. Ruhe-Übungen finden im Sitzen am Boden, auf einem Stuhl oder auch im Stehen statt. Fortgeschrittene können die Bewegungsübungen auch im Gehen oder im sogenannten freien Spiel praktizieren. Körperlich Eingeschränkte können viele Übungen des Qigong Yangsheng, die üblicherweise im Stehen praktiziert werden, auch im Sitzen oder Liegen durchführen.

Es gibt Körperhaltungs- bzw. Bewegungsübungen, Atemübungen und Übungen der Vorstellungskraft, die oft miteinander kombiniert werden.

Die Anwendung in der TCM bezieht sich auf die Prävention und die Therapie von Krankheiten, auf die Gesundheitspflege und Stärkung des Organismus sowie auf die Vorbeugung eines vorzeitigen Alterungsprozesses.

Mit der Übung mentaler Achtsamkeit kann Qigong auch einen Weg in die Spiritualität öffnen. Im Daoismus spielt das *Wu Wei* eine wichtige Rolle, das Tun im Nicht-Tun. Im Qigong kann man in Form von tiefer Gelassenheit und Ruhe, auch in der Bewegung, eine Ahnung davon bekommen.

Die vielfältige Bedeutung des Begriffs Qi wurde bereits im Kapitel „Qi – mehr als Energie“ (S. 55) beschrieben. Im Qigong liegt der Fokus auf der Betrachtung des „Wahren Qi“, also auf der Gesamtheit der physiologischen Prozesse im Körper (die auch die Emotionen beeinflussen oder von diesen beeinflusst werden). Mit Qigong-Übungen wird das Qi in den Leitbahnen durch Körperbewegung, Atmung und Vorstellungskraft gelenkt und harmonisiert. Dadurch können Qi-Blockaden aufgelöst werden, was sich gesundheitsförderlich auf Körper und Geist auswirkt.

Das Wort *Gong* bedeutet so viel wie Arbeit, Mühe, Pflege, Übung, beständiges Üben. Mit dem Qi sollte also beständig geübt werden. Es bedarf einer gewissen Disziplin, um Erfolge zu erleben. Im Sinne der Selbstfürsorge erfolgt eine bestimmte Form der Selbstnährung, wenn das eigene Qi beharrlich gepflegt wird. Qigong kann also sowohl präventiv im Alltag als auch lindernd, harmonisierend bis bestenfalls heilend im Krankheitsfall eingesetzt werden.

Tuina-Massage

Unter Tuina werden Techniken verstanden, die mit den Händen ausgeführt werden. Bei verschiedenen Massagetechniken, wie dem Kneten und Greifen, wird die Durchblutung angeregt und damit das Qi wieder ins Fließen gebracht. Auch äußere Krankheitsfaktoren, die sich in den Muskeln durch Verspannungen oder im Bindegewebe durch Verklebungen zeigen, können durch Tuina behandelt werden.

Die gezielte Verdrehung an oder von Körperteilen (Torsion) und das Schütteln lösen auf andere Weise Verspannungen und Verklebungen und fördern auf sanfte Art die Zirkulation von Qi.

Ernährungstherapie

Die Ernährungslehre ist in China bis heute weit verbreitet. Die Bevölkerung hat (noch) ein genaues Wissen von den Zusammenhängen der Nahrungsmittel, z.B. mit den Fünf Elementen und den Jahreszeiten sowie deren Wechselwirkungen. Es kann auch heute noch durchaus möglich sein, in einem Restaurant in China nach der Befindlichkeit gefragt zu werden, was Auswirkungen auf die Wahl der Zutaten (z.B. spezieller Gewürze) haben wird.[15] Auch hier ist die Absicht, bestehendes Ungleichgewicht im Körper durch eine bestimmte Auswahl an Nahrungsmitteln zu harmonisieren.

In der TCM werden Nahrungsmittel nach der Zugehörigkeit zu den Fünf Elementen eingeteilt. Da den Fünf Elementen auch zehn Organe zugeordnet sind (siehe Seite 81ff.), können einzelne Nahrungsmittel bestimmte Körperfunktionen in Beziehung zu diesen Organen beeinflussen. Zu den Fünf Elementen gehört auch die Einteilung nach der geschmacklichen Ausrichtung (sauer, bitter, süß, scharf, salzig). Zusätzlich spielen Eigenschaften wie das jeweilige Temperaturverhalten (kalt, kühl, neutral, warm, heiß) oder ihre Wirkungsweise auf den Körper und das Qi eine wichtige Rolle. Daneben ist auch von Bedeutung, zu welcher Tageszeit man welche Nahrung zu sich nimmt, denn nach der Organ-Uhr gibt es Hoch-Zeiten und Niedrig-Zeiten für die Organe innerhalb von 24 Stunden.

Oberstes Ziel ist immer die Ausgewogenheit, die individuell zu ermitteln ist. Im Fall von Vorerkrankungen oder auch zur Heilung werden nach diesen Kriterien Nahrungsmittel ganz gezielt eingesetzt oder weggelassen.

Innere und äußere Krankheitsursachen

„Körper, Geist und Emotionen sind in der TCM ein integriertes Ganzes ohne Anfang und Ende, in dem die inneren Organe die wichtigsten Einflüsse haben."[16] Die Organe der TCM, wie zum Beispiel die „Niere", bezeichnen dabei den gesamten Funktionskreis, zu dem nicht nur das anatomische Organ Niere gehört, sondern auch die ihm zugesprochene geistige Eigenschaft (hier das Denken) und die emotionale Eigenschaft, die Angst (wenn also im Folgenden die Organe in Anführungszeichen stehen, ist immer der Funktionskreis gemeint).

In der westlichen Medizin steht das Gehirn an der Spitze der Körper-Seele-Pyramide. In der TCM stellt sich dieses Verhältnis nicht als Pyramide dar, sondern als Kreis, in dem die inneren Organe und die emotionalen Aspekte aufeinander einwirken.

Zu den inneren Krankheitsursachen zählen die Emotionen. Dabei ist anerkannt, dass Emotionen ein natürlicher Teil der menschlichen Existenz sind. Emotionen werden zu einer Krankheitsursache, wenn sie besonders stark sind oder, was viel häufiger vorkommt, wenn sie über lange Zeit nicht ausgedrückt oder angenommen werden können. Dann wirken die Emotionen schädigend auf das Qi.

In der TCM wird den (zu starken oder nicht ausgelebten und damit krankmachenden) Emotionen eine weit höhere Bedeutung beigemessen als in der westlichen Medizin, wo Emotionen nicht selten ein sekundäres Merkmal einer Erkrankung sind. In Abschiedsprozessen spielen vor allem Emotionen eine wichtige Rolle, daher widme ich mich den sieben Emotionen der TCM in einem eigenen Kapitel („Emotionen in der TCM", S. 73).

Die äußeren Krankheitsfaktoren sind auf die klimatischen Bedingungen Wind, Kälte, Sommer-Hitze, Feuchtigkeit, Trockenheit und Feuer zurückzuführen. Wie bei den Emotionen, die zu unserem täglichen Leben gehören, verhält es sich zunächst so, dass es über den Tages- und Jahresverlauf immer unterschiedliches Wetter gibt. Zu einer Erkrankung wird ein solcher Faktor erst, wenn Körper und Geist im Verhältnis zu diesen klimatischen Faktoren zu schwach, aus dem Gleichgewicht sind. Auch künstlich erzeugtes Klima, wie von Klimaanlagen und Heizungen, kann Krankheiten verursachen.

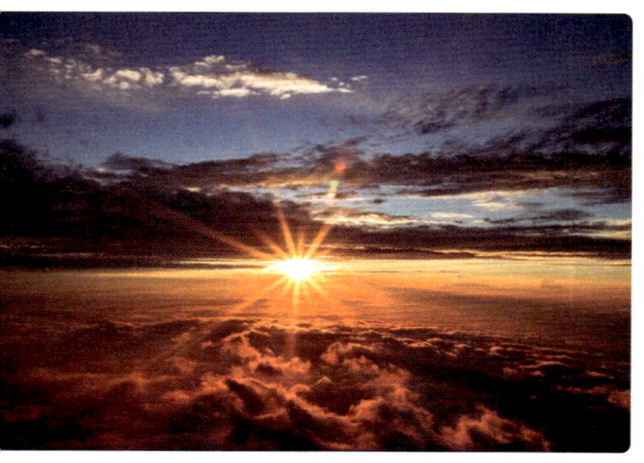

Ganz allgemein dringen die krankmachenden Faktoren bei einer Schwächung von außen in den Körper ein, und zwar über Haut, Nase oder Mund. Zuerst sind daher Körperbereiche an der Körperoberfläche betroffen, wie die Haut und Muskeln oder die Atemwege. Äußere pathogene Faktoren können aber auch tiefer in den Körper eindringen und die Organe schädigen. Jedes Organ „verachtet" einen anderen Klimafaktor: So verachtet z. B. das Herz die Hitze, die Lunge die Kälte, die Leber den Wind, die Milz die Feuchtigkeit und die Niere die Trockenheit.

Weitere Krankheitsursachen können eine schwache Konstitution, Überanstrengung, falsche Ernährung, Trauma, Parasiten und Vergiftungen sein.

Emotionen in der TCM

Den „Fünf Elementen/Wandlungsphasen" sind nicht nur Organe zugeordnet, sondern auch Emotionen.[17] Daran lässt sich gut erkennen, dass es gesund und natürlich ist, verschiedene Emotionen zu haben und diese auch regelmäßig zu wechseln. Dagegen kann eine Stagnation, also ein Verharren in einer Emotion, ein Unterdrücken oder ein Zuviel davon (in Dauer oder Intensität) Krankheiten verursachen. Umgekehrt können geschwächte Organe bzw. Funktionskreise auch die Emotionen negativ beeinflussen.

Den Zusammenhang zwischen Gefühlen und Organen kennen wir traditionell auch in der westlichen Welt, was vor allem an Redewendungen ablesbar ist:

„Welche Laus ist dir denn über die Leber gelaufen?" (Worüber ärgerst du dich?)
„Das geht mir an die Nieren." (Das geht mir sehr nahe. Das macht mir Angst.)
„Da wird mir das Herz schwer." (Das bekümmert mich. Das nimmt mir die Lebensfreude.)

In der TCM sind den Fünf Elementen/Wandlungsphasen und damit auch den dazugehörigen Funktionskreisen folgende Emotionen zugeordnet:

- Zorn, Wut (Holz) – lässt das Qi aufsteigen und beeinträchtigt die „Leber";
- Hysterie, [das Zuviel an] Freude (Feuer) – verlangsamt den Qi-Fluss und beeinträchtigt das „Herz";
- Sich-Sorgen und Grübeln (Erde) – verknoten das Qi und beeinträchtigen die „Milz" (Sorge beeinträchtigt auch die „Lunge");
- Traurigkeit (Metall) – zersetzt das Qi und beeinträchtigt die „Lunge";
- Angst (Wasser) – lässt das Qi absteigen und beeinträchtigt die „Niere".

Sich-Sorgen und Grübeln werden jeweils als eigene Emotion betrachtet, sodass es sechs Emotionen für fünf Elemente gibt. Darüber hinaus nennt Maciocia den „Schock“ als siebte Emotion. Der Schock gehört nicht nur einem Element an, er korrespondiert mit den Elementen Wasser und Feuer gleichermaßen und damit mit den Funktionskreisen „Niere“ und „Herz“. Ein psychischer Schock reißt das Qi in einen Schwebezustand, leert das Herz-Qi im Nu und macht den Geist *(shen)* unruhig. Nach Ploberger bezieht sich der Begriff „Schock“ auf traumatische emotionale Ereignisse, nicht auf den schulmedizinisch diagnostizierten Schock durch Blutdruckabfall.[18] Herzklopfen, Atemnot und Schlaflosigkeit können die Folge sein, was auch bei traumatischen Ereignissen einer gravierenden Verlustsituation erlebbar werden kann.

Auf den ersten Blick scheinen die den Elementen zugeordneten Emotionen meist solche zu sein, die eine eher negative Bewertung haben, weil sie, länger anhaltend, Krankheitssymptom sein können. Doch hat jede Emotion Qualitäten, die man je nach Situation als positiv oder negativ bewerten kann. Dabei sind die genannten Emotionen als eine Art Überbegriff für verschiedene emotionale Zustände des jeweiligen Elements zu verstehen. Das wird am Beispiel der Begriffe „Zorn“ und „Wut“ deutlich. In diese Kategorie gehören Zustände wie Groll, Unzufriedenheit, unterdrückter Ärger, Reizbarkeit, Frustration, Wut, Entrüstung, Feindseligkeit und auch Verbitterung. Ein Mensch, der zu Wutausbrüchen neigt, zeigt uns ein Ungleichgewicht im Element Holz und eine Leber-Qi-Stagnation an. Ähnliches gilt aber auch für Menschen, die ihren Zorn zu oft unterdrücken. Häufig ist dies mit dem Aufsteigen von Leber-Yang verbunden, was zu Kopf- und Nackenschmerzen, Tinnitus oder roten Flecken im Gesicht führt.

Ganz allgemein sind Aggressionen aber wichtig, um Dinge voranzubringen. Wir brauchen die Kraft der Aggression, um z. B. für unsere Rechte zu kämpfen oder unsere Lebensziele zu erreichen.[19] Kreativität, Dynamik und Großzügigkeit gehören genauso zum Element Holz wie Geduld, Toleranz und Flexibilität.

Mit der Emotion „Freude“ des Elements Feuer ist ein gesunder, wohltuender psychischer Zustand gemeint, der ein harmonisches Funktionieren der inneren

Organe begünstigt. Geistesruhe und Gelassenheit sind weitere positive Zustände. Krankmachend ist dagegen ein Zuviel an „Freude", eine Art überbordende Euphorie oder besser Hysterie. Auch die Begierde als krankmachende Form der „Freude" kann sich nachteilig auf die Gesundheit auswirken. Ebenfalls gesundheitlich von Nachteil ist „Freude", wenn es sich um einen Zustand übermäßiger, konstanter Erregung handelt, wie er in unserer heutigen hektischen und reizüberfluteten Alltagswelt viel zu häufig vorkommt. Auch in Abschiedsprozessen sind Zeiten der übermäßigen „Freude" möglich (siehe im Kapitel „Phase des Verhandelns" auf Seite 84).

Es mag ungewöhnlich scheinen, „Sich-Sorgen" und „Grübeln" als Emotionen zu definieren. Wer grübelt, macht sich ständig (unproduktive) Gedanken über gewisse Ereignisse und Menschen (Gedankenkreisen), neigt zu fixen Ideen oder gar zu Fanatismus, lebt viel in der Vergangenheit und denkt mehr über das Leben nach, als es zu leben. Dazu gehört auch zu viel mentale Arbeit. Hierbei handelt es sich trotzdem um psychische Aktivitäten, die in diesem Fall mit der „Milz" und dem „Magen" des Elements Erde korrespondieren. Wer sich zu viel sorgt, dem schlägt das auf Milz und Magen, weil sich der Qi-Fluss verlangsamt und sich das Qi ggf. staut. Entweder können die Sorgen eine:n quasi „auffressen", was zu Appetitlosigkeit führt, oder man schluckt seine Sorgen hinunter und nimmt ggf. deutlich zu, weil sich nicht nur das Qi im Bereich des mittleren Erwärmers staut, sondern in der Folge auch Feuchtigkeit im Körper ansammelt.

Die dem Element Erde zugeordneten positiven Zustände sind logische Fähigkeiten, praktische Intelligenz und gesunder Menschenverstand – mit beiden Beinen fest im Leben stehen.

Eine besondere Form der Sorge sind die Zukunftssorgen, die eher dem Element Metall zugeordnet sind. Bei Menschen, die sich viel sorgen, kann also sowohl das Element Erde als auch das Element Metall tangiert sein. Die „Traurigkeit" ist dagegen allein dem Element Metall zugeordnet und meint auch Zustände wie Trauer, Gram, Reue, Anhaftung und Egoismus. Die „Traurigkeit" wirkt nicht nur auf die „Lunge", indem das Lungen-Qi geschwächt wird, sondern verkrampft auch das „Herz" (Element Feuer) und macht es unruhig. Typische Symptome sind Atemnot, Müdigkeit, Depression, Weinerlichkeit und Anfälligkeit für Infektionskrankheiten.

Positive Zustände, die dem Element Metall zugeordnet sind, sind Mitgefühl und Altruismus. Man ist offen für die Außenwelt und kann sich für die Belange anderer einsetzen.

„Angst“ steht in Beziehung zum Element Wasser, zu dem die Funktionskreise „Niere“ und „Blase“ gehören. Zum Überbegriff „Angst“ gehören auch Unsicherheit, Furcht, Panik und Paranoia. „Angst“ leert das Nieren-Qi und lässt das Qi absteigen. Dadurch wird der obere Erwärmer blockiert (der Brustkorb wird eng), das Qi sinkt in den unteren Erwärmer. Eine Nierenschwäche führt umgekehrt zu Angst und Unruhe. Wie bei den anderen genannten Emotionen verhält es sich auch bei der „Angst“ so, dass akute Momente dieser Emotion für das Überleben von großer Bedeutung sind. Ohne Angst oder Furcht könnten wir in bestimmten Situationen, die eine Gefahr für unser Wohlbefinden oder unser Leben darstellen, sehr wahrscheinlich nicht überleben.

Sind die Funktionskreise „Niere“ und „Blase“ gestärkt und in Harmonie zu den anderen Funktionskreisen, treten Zustände wie Anpassungsfähigkeit, (innere) Disziplin und Furchtlosigkeit ein.

Die meisten Emotionen verursachen, wenn sie länger bestehen bleiben, Qi-Stagnationen und führen zu Organbeschwerden. Werden diese Emotionen auch noch unterdrückt, kann sich „Feuer“ entwickeln (so, wie die Temperatur eines Gases bei Kompression steigt, weil es nicht entweichen kann). Dieses Feuer kann sich als Hitze in „Leber“, „Herz“, „Lunge“ oder „Niere“ manifestieren.

In Abschiedsprozessen kommen alle in der TCM definierten Emotionen vor. Hierzu später mehr.

Bewusstsein und Unterbewusstsein in der TCM

Auch die Anteile unseres Bewusstseins und Unterbewusstseins, die in der TCM als Geisteswesen bezeichneten Anteile der Körperseele, verteilen sich auf die Fünf Elemente.

- *Hun:* Unsere Erinnerung, das Speicherbewusstsein, gehört zum Funktionskreis „Leber“ und damit zum Element Holz.
- *Shen:* Dem Funktionskreis „Herz“ und damit dem Element Feuer ist unsere Psyche zugeordnet.
- *Yi:* Unser Verstand, unsere Ratio, gehört zum Funktionskreis „Milz“ und zum Element Erde.
- *Po:* Unsere animalische Seele, die uns dazu bringt, das aus der Umwelt zu nehmen, was wir zum Überleben brauchen, gehört zum Funktionskreis „Lunge“, der dem Element Metall zugeordnet ist.
- *Zhe:* Unsere Willenskraft ist im Funktionskreis „Niere“ angesiedelt, der zum Element Wasser gehört.

Dabei sind „*Po*“, die sog. animalische Seele, und „*Hun*“, unser Speicherbewusstsein, die Teile unseres Unterbewusstseins. Dr. Gunther Schmidt nennt das Unterbewusstsein übrigens aus seiner Sicht präziser „das Unwillkürliche“, denn es finden von dort Prozesse automatisch und parallel auch dann statt, wenn wir ganz im Bewusstsein sind.[20] Diese beiden Geisteswesen oder Körperseelen spielen bei der Entstehung depressiver Zustände bzw. der Depression als psychischer Erkrankung eine wichtige Rolle (s. Kapitel „Einfluss von gesundheitlichen Vorbelastungen auf Abschiedsprozesse“, S. 89).

Kapitel 4
Abschieds-/Trauerphasen und ihre Emotionen aus Sicht der TCM

Die in Kapitel 2 beschriebenen emotionalen Abschiedsprozesse können mithilfe der in Kapitel 3 geschilderten Faktoren der TCM zu Gesundheit und Krankheit ganzheitlich betrachtet werden, wobei Körper und Geist gleichermaßen mit einbezogen werden, und zwar deutlich umfassender, als in der westlichen Medizin psychosomatische Symptome beschrieben werden („psycho" aus dem Altgriechischen für Geist und „soma" für Körper). In der TCM wird den im Körper fließenden Energien (Qi) dabei besondere Bedeutung beigemessen. Emotionen, die zu den inneren Krankheitsursachen zählen, haben vor allem Auswirkungen auf Qualität, Quantität und Bewegung bzw. Nicht-Bewegung (Stagnation) des Qi. Je nachdem, welche Emotion im Vordergrund steht, werden, wie beschrieben, unterschiedliche Funktionskreise im Meridiansystem tangiert, und es werden unterschiedliche Symptome sichtbar. Umgekehrt kann aber auch eine Schwächung eines Funktionskreises die dazugehörige Emotion negativ beeinflussen.

Das Phasenmodell nach Kübler-Ross

Wie bereits in Kapitel 2 dargelegt, stellt ein Modell nur eine Näherung an individuelles Erleben und Sein dar. Doch lassen sich mithilfe eines Modells bestimmte, typischerweise beobachtbare Mechanismen aufzeigen, die das Erlebte besser begreiflich machen.

Betrachtet man das Fühlen und Handeln im Phasenmodell nach Kübler-Ross aus der Sicht der Fünf Elemente oder Wandlungsphasen der TCM (hier verwende ich bevorzugt den Begriff der Wandlungsphase), ist es möglich, auch hier eine gewisse theoretische Regelhaftigkeit zu interpretieren. Die nachfolgenden Ausführungen gehen auf einen Erklärungsansatz zurück, der in Zusammenarbeit mit dem Heilpraktiker für TCM und Osteopathie sowie Qigong-Kursleiter Heiko Buttler aus Hannover entstanden ist.[21]

Die Fünf Wandlungsphasen im Mikro- und Makrokosmos sind als grobes Abbild zu verstehen, das mit Blick auf ein nährendes, kontrollierendes oder schädigendes (sog. „verachtendes") Wirkgefüge sowie mit Blick auf unterschiedliche Yin-/Yang-Zustände und Qi-Qualitäten in Körper und Geist eine fast unbegrenzte Varianz an Ausprägungen möglich macht (vgl. Kapitel „Die Fünf Elemente oder Wandlungsphasen", S. 60).

Es ist für Sie als Leser:in nicht erforderlich, die nachfolgenden Zusammenhänge zwischen den Abläufen der fünf Abschiedsphasen nach Kübler-Ross in Beziehung zu den Fünf Wandlungsphasen der TCM vollständig zu erfassen. Besonders wichtig ist für Heiko Buttler und mich die Interpretation aus diesen Abläufen, die uns am Ende erkennen lässt, dass es sich nach diesem Erklärungsansatz um einen natürlichen Prozess mit selbstregulatorischen Mechanismen handelt, dem nichts Krankhaftes anhaftet. Die Ergebnisse, die nachfolgend zusammengefasst sind, können dazu ermutigen, den verschiedenen Emotionen und Phasen geduldig ihren Raum zu geben, sie auszuhalten, daran zu wachsen und zu reifen und schließlich den verarbeiteten Verlust als Teil des eigenen Lebens zu akzeptieren und daraus Chancen zu entwickeln.

- Was in Zeiten von Abschied und Trauer in uns passiert, ist ganzheitlich zu betrachten. Es sind weder nur einzelne Emotionen, noch sind es nur einzelne körperliche Symptome, die eine Rolle spielen. Alles greift ineinander und ist miteinander in Bewegung und in Beziehung.
- Es handelt sich bei den Abschiedsphasen um einen ganz natürlichen Vorgang, der durch die Verlustbotschaft in Gang gesetzt wird. Die Abschiedsphasen haben Einfluss auf alle Wandlungsphasen.
- Es scheint bestimmte Mechanismen und Wechselwirkungen zu geben, durch die Körper und Geist in einer bestimmten Weise reagieren und die sich im Laufe der Zeit eigenständig wieder regulieren, eine gute Grundkonstitution vorausgesetzt. Vorbelastungen können sicherlich dafür sorgen, dass Symptome intensiver erlebt werden, einzelne Phasen länger andauern oder sich sogar Krankheitsbilder daraus entwickeln.

Zur Übersicht sind noch einmal die „Fünf Elemente/Wandlungsphasen" abgebildet. Die Zuordnung der Farben zu den Elementen und den dazugehörigen Funktionskreisen ist weiter unten beschrieben. Der nährende Zyklus ist mit blau-gelben Pfeilen dargestellt, der kontrollierende Zyklus mit orangen Pfeilen.

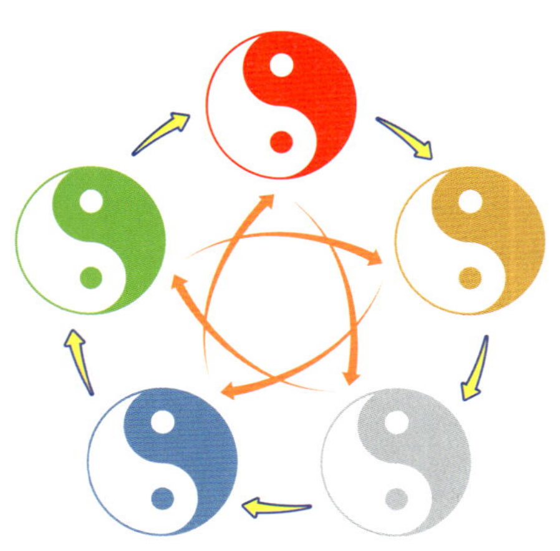

Die Wandlungsphase Metall spielt nach diesem kombinierten Modell im Abschiedszyklus eine besondere Rolle, da hier das Geschehen in Gang kommt. Nach dem Durchlaufen der anderen Wandlungsphasen im hier abgebildeten Nährungszyklus wird die Wandlungsphase Metall erneut erreicht und eine neue Lebensphase kann beginnen, die wiederum auf alle anderen Wandlungsphasen wirkt.

Die Emotion der Wandlungsphase Metall ist die Traurigkeit oder Trauer. Damit kann sowohl ein gesunder als auch ein pathogener (krankheitsverursachender) Zustand gemeint sein. Gesund und befreiend ist er dann, wenn die Traurigkeit gelebt und gleichzeitig mit anderen Mitgefühl empfunden werden kann. Tiefes, befreiendes Atmen und reinigendes Weinen sind möglich. Als pathogen ist der Zustand zu bezeichnen, wenn sich die Emotion durch Qi-Stagnationen oder ein Ungleichgewicht im Yin und Yang manifestiert. Atembeschwerden und Rückzug in sich selbst oder auch eine Beeinträchtigung des Immunsystems sind mögliche Folgen.

Im dargestellten Abschiedszyklus beginnt jede Phase in der Yin-Qualität einer Wandlungsphase (dunkle Seite), wechselt dann zur Yang-Qualität (helle Seite) und anschließend zur Yin-Qualität der jeweils folgenden Wandlungsphase des nährenden Zyklus. In der Phase der Yin-Qualität ist man unbewusst eher nach innen gekehrt. In der Yang-Qualität scheint es, als würde man sich daraus wieder „herausarbeiten“, mehr ins Außen gehen, um sich in der nächsten (Yin-)Phase wieder mehr nach innen zu wenden.

Meist herrscht Yin-Fülle und Yang-Mangel vor, weil man sich insgesamt im Abschiedsschmerz oder Trauertief (Yin) befindet. Daraus lässt sich erklären, dass in einem Abschiedszyklus jede Phase in der Yin-Qualität beginnt. Es braucht seine Zeit, bis sich dieser Zyklus wieder Richtung Heilung wendet und Yin und Yang wieder mehr in den Ausgleich kommen.

Der Abschiedszyklus beginnt in der Wandlungsphase Metall. Zum Metall gehören die Funktionskreise „Lunge“ (Yin) und „Dickdarm“ (Yang).

Im nährenden Zyklus folgen auf die Wandlungsphase Metall im Uhrzeigersinn die weiteren Wandlungsphasen:

Wasser („Niere“/„Blase“),
Holz („Leber“/„Gallenblase“),
Feuer („Herz“/„Dünndarm“),
Erde („Milz“/„Magen“),
wieder **Metall („Lunge“/„Dickdarm“)**.

Sind die jeweiligen Wandlungsphasen geschwächt, hat das einen Einfluss auf die zugeordneten Organe bzw. Funktionskreise, einschließlich der psychischen bzw. geistigen Eigenschaften oder Emotionen. Im Folgenden ist das Zusammenspiel der Trauer- und Abschiedsphasen mit den Wandlungsphasen in Bezug auf den nährenden und den kontrollierenden Zyklus schematisch beschrieben.

Phase des Nicht-wahrhaben-Wollens (entspricht Metall und Wasser)

In dieser Phase wird die Verlustbotschaft empfangen (Wandlungsphase Metall, Yin), quasi über die „Lunge“ eingeatmet. Doch mit der Verlustbotschaft ist Gefahr verbunden, der Funktionskreis „Lunge“ wird geschwächt, aus der Balance gebracht. Der Atem stockt. Die Haut, von der „Lunge“ gesteuert, verliert ihre Fähigkeit, sich adäquat zu öffnen und zu schließen. Uns kann abwechselnd heiß und kalt werden, vielleicht werden wir auch kaltschweißig und dünnhäutig.

Zum Yang-dominierten Zustand in der Wandlungsphase Metall gehört der „Dickdarm“. Er steuert die Ausscheidung für den gesamten Körper, so auch für die Haut – und ebenfalls im übertragenen Sinne für die Gefühle.[22] In der Dysbalance stagniert die Energie. Die Verlustbotschaft ist wie eine Wand – der Atem ist flach, der Körper scheint zu erstarren, Aufnahme und Ausscheidung werden beeinträchtigt. Eine Abwehrreaktion auf die Verlustbotschaft entsteht. Mit einer Art innerer Ausweich- oder Rückwärtsbewegung (wie ein Flüchten in den bisherigen Alltag, in das vertraute, sichere Leben ohne die Verlustbotschaft) versuchen wir, davon Abstand zu nehmen, doch die Verlustbotschaft bahnt sich immer wieder den Weg in das Bewusstsein.

Die Verlustbotschaft kann gleichzeitig einen Schockzustand auslösen. Der Schock, aus Sicht der TCM eine eigenständige Emotion neben den fünf Emotionen der Fünf Wandlungsphasen, tangiert alle Wandlungsphasen. Ein Schock zerstreut oder pulverisiert das Qi, führt damit zur Qi-Stagnation.

Davon besonders betroffen kann der Funktionskreis „Niere“ sein, der Yin-dominierte Zustand der Wandlungsphase Wasser. In der „Niere“ wird die Lebensenergie, das Qi, gespeichert. Im Falle eines Schocks bewirkt die Qi-Stagnation, dass das Qi von hier aus nicht mehr adäquat in die anderen Organe geleitet werden kann, was zu entsprechenden Störungen führt. Der Funktionskreis „Niere“ nährt z.B. das Kopfhaar. Durch einen Schockzustand oder große Angst kann das „Nieren“-Yang unterdrückt werden. In der Folge können sogar innerhalb eines Tages die Haare ergrauen.[23]

Ein Yin-Mangel in der „Niere“ macht uns schwach, müde und inaktiv und lässt die Angst in uns aufsteigen: z. B. Angst vor Verlust oder Angst vor dem Alleinsein.

Im kontrollierenden Zyklus wirkt die Wandlungsphase Feuer auf die geschwächte Wandlungsphase Metall ein. Es fühlt sich an, als würde sich ein Ring um die Brust legen. Bestehende Atemschwierigkeiten können sich noch verstärken.

Phase der Wut (entspricht Wasser und Holz)

Im Yang-dominierten Zustand „Blase“ der Wandlungsphase Wasser entsteht allmählich ein Konflikt mit der Außenwelt, denn die Yang-Organe sind allgemein für die Kontaktaufnahme mit der Außenwelt zuständig. Was ist zu tun? Wie kann man in dieser Situation richtig funktionieren, richtig reagieren? Eine geschwächte „Blase“ erhöht die Unsicherheit und den Mangel an Selbstvertrauen. Dadurch wird die Angst als Emotion der Wandlungsphase Wasser größer.

Die geschwächte Wandlungsphase Wasser wird von der Wandlungsphase Erde kontrolliert. Emotionen der Wandlungsphase Erde sind das Grübeln und Sich-Sorgen. Das aktuelle Geschehen, die Erstarrung, das Nicht-Wissen, wie man zu funktionieren hat, und das Grübeln und Sich-Sorgen darüber können noch zusätzlich mutlos machen.

Die Schwächung der Wandlungsphase Wasser wirkt als Nächstes schwächend auf die Wandlungsphase Holz: Die inneren Konflikte fördern die Frustration. Zudem sorgt die kontrollierende Wandlungsphase Metall dafür, dass sich die Muskeln nicht gut bewegen können. Die „Leber“ (Holz-Yin) arbeitet nicht mehr richtig: Das Leber-Qi wird eingezwängt, wodurch das Leber-Yang ausbricht und aufsteigt, was zu Wutanfällen führt. Da die Leber das „Blut“ (Xue) speichert, so wie die Niere das Qi, schwächt das aufsteigende Leber-Yang das „Blut“. Nach dem Wutanfall fühlt man sich ausgepowert, geschwächt, kraft- und machtlos, die Beine fühlen sich wie Pudding an … Das kann sich einige Male wiederholen.

Das Sinnesorgan der Wandlungsphase „Holz“ ist das Auge. „Leber-Qi hilft uns nicht nur zu sehen, was vor uns ist, sondern hilft uns auch, eine Situation klarer zu sehen, die wichtigen von den unwichtigen Dingen zu unterscheiden, die Zukunft zu visualisieren und darauf hinzuarbeiten. Ist das Qi im Mangel, wird man ‚kurzsichtig', verwechselt große mit kleinen Problemen und arbeitet ohne Zukunftsvision."[24] Doch mit Blick auf die Verlustbotschaft wären eine gute Einschätzung der Problemlage und Zukunftsvisionen vorteilhaft. Fehlen diese oder wird klar, dass es daran mangelt, können Unsicherheit und Frustration noch größer werden.

Innere Konflikte, Frustration und Unsicherheit wirken auf die „Gallenblase", den Yang-dominierten Zustand der Wandlungsphase Holz. Daraus können Unruhe, Reizbarkeit und Feindseligkeit entstehen, außerdem Wut und Aggression, die nach außen spürbar werden: Wir äußern Wut auf andere und können auch wütend auf uns selbst sein. Niemand kann es uns in dieser Zeit recht machen.

Phase des Verhandelns (entspricht Feuer)

Die geschwächte Wandlungsphase Holz wirkt auf die Wandlungsphase Feuer: Vom Yin-dominierten Zustand „Herz" wird der Verstand gesteuert. Ist die Wut verraucht, scheint intensives, mehr oder weniger lösungsorientiertes Nachdenken das geeignete Mittel zu sein, um Auswege aus der Situation zu finden, die Verlustbotschaft abzuwenden. Der „Dünndarm" (Yang) unterstützt dabei, trennt das Wichtige vom Unwichtigen. Ist er geschwächt, können Durchfall oder starke Blähungen entstehen.

Im übertragenen Sinne werden in dieser Phase alle entdeckten Möglichkeiten intellektuell erfasst, besprochen, bewertet und die als Erfolg versprechend identifizierten Wege beschritten. Die Emotion der Wandlungsphase Feuer ist die (überbordende) Freude: Jeder Hoffnung verheißende Strohhalm wird teils überaktiv ergriffen, es können sich auch fixe Ideen entwickeln. Die mit der Verlustbotschaft aufgeworfenen und ungelösten Probleme können bei einem unausgeglichenen Funktionskreis „Herz" Schlaflosigkeit verursachen. Auch Störungen des Blutdrucks sind möglich.

Die kontrollierende Wandlungsphase Wasser wirkt mit ihrer Emotion Angst auf die Wandlungsphase Feuer ein. Die Angst reist in dieser Phase mit: Sie wird spürbar als Enge im Bereich des Herzens, als hätte man einen Ring um die Brust. Außerdem „verachtet" das Metall das Feuer (Kontrollzyklus rückwärts = verachtender Zyklus), was den Ring um die Brust verstärkt, weil das Atmen immer noch schwerfällt.

Phase der Schwermut (entspricht Erde)

Sind alle Wege beschritten, alle Lösungsmöglichkeiten erforscht und lässt sich die Verlustbotschaft oder der Verlust nicht abwenden, entsteht ein Dilemma. Alles noch so kreative Nachdenken hat keine gute Lösung hervorgebracht. Ein Ausweg ist nicht in Sicht.

„(Das) Blut ist ein Teil des Yin (da es ja dicht und flüssigkeitsähnlich ist) und beherbergt und verankert den Geist." Durch das innere Verhandeln wird das Blut in Anspruch genommen und geschwächt. Aufgrund dieser Schwächung kommen die Verhandlungen zum Stillstand. Denn: „Bei einem Blut-Mangel fehlt dem Geist seine Grundlage und er wird dadurch unglücklich oder unruhig."[25] Man weiß nicht mehr, was zu tun ist, und wird schwermütig.

War die Phase des Verhandelns geprägt durch Reflektieren und Nachdenken im Außen, also durch Sprechen mit anderen, Aufsuchen von Berater:innen, Ärzt:innen etc., ziehen wir uns nun in uns selbst zurück und denken nur noch im Innen, sprechen ggf. auch laut mit uns selbst: Grübeln und Sich-Sorgen sind die Emotionen der Wandlungsphase Erde. Es gelingt uns zunächst nicht, das Erlebte richtig zu schlucken („Magen") und zu verdauen („Milz"). Die Ausweglosigkeit zieht uns sprichwörtlich hinunter, der Körper, das Bindegewebe, wird schlaff, weil der Funktionskreis „Milz", der normalerweise das Bindegewebe nährt, jetzt Mangelzustände zeigt. Zurückgezogen überlassen wir uns dem Grübeln über das bisher Erlebte. Das kontrollierende Holz-Element kann diesen Zustand noch verstärken: Die Wut ist in sich zusammengefallen, das Holz ist schwach. Zusätzlich macht die gebeugte Haltung das Atmen schwer, was auf die Wandlungsphase Metall („Lunge") wirkt. Ein schwermütiger, eher regloser Zustand ist das Ergebnis.

Dieser Zustand kann eine Weile anhalten. Es ist wie ein Reifungsprozess. Im Qigong heißt es: Jede Bewegung beginnt mit einer Gegenbewegung. Möchte ich nach oben springen, gehe ich zuerst in die Knie. Die Unruh einer mechanischen Uhr verbildlicht diesen Moment auch sehr schön: Zum Ende einer Bewegungsrichtung wird der Ring der Unruh langsamer, hält irgendwann an, um die Richtung zu ändern und wieder in Schwung zu kommen. Ähnliches gilt für ein Pendel, bevor es die Richtung ändert. Man könnte also sagen, dass die Phasen von der Verkündung der Verlustbotschaft bis zur Schwermut durch das ausgelöste Ungleichgewicht in allen Wandlungsphasen eine insgesamt nach innen gerichtete (Pendel-)Bewegung haben, bis man aus dem Agieren im Außen am tiefsten in sich selbst ankommt, auf dem Boden der Tatsachen landet.

Der Moment des Verweilens ist also erforderlich, um die Richtung ändern zu können und langsam wieder in Bewegung zu kommen, in einen neuen Lebensabschnitt hinein. Aus diesem Moment der Stagnation, dem Landen auf dem Boden der Tatsachen, wird die Basis für die nächsten Schritte hin zur Annahme geboren, vom In-sich-gekehrt-Sein wieder in die Handlungsfähigkeit und die Kontaktaufnahme, den Austausch mit der Außenwelt. Der Verlust ist weiterhin gegenwärtig, doch nun auf einem neuen Weg zur immer besseren Annahme dieser Tatsache und der damit verbundenen Folgen.

Der weitere Verlauf innerhalb der Wandlungsphasen erfolgt ebenfalls im nährenden Zyklus. Er setzt sich nun in förderlicher und harmonisierender Weise mit der Wandlungsphase Erde fort.

Es beginnt damit, dass die Phase des ineffektiven Grübelns überwunden wird. Das Erlebte, die Verlustbotschaft, kann nun über den „Magen“ geschluckt und über die „Milz“ verdaut werden. Es ist wie bei der Verdauung: Auch der Speisebrei wird hin und her gewälzt, durchgeknetet – wie die Gedanken. Und irgendwann wird alles in feine Bestandteile aufgespalten, und es wird deutlich, was davon trüb ist und ausgeschieden werden muss und was klar ist und weiterhilft. Alle Körperfunktionen beginnen sich langsam in den verschiedenen Funktionskreisen zu regulieren. Der Appetit („Magen“) kommt zurück, wir können uns durch Nahrungsaufnahme wieder stärken. Im übertragenen Sinne finden wir im Funktionskreis „Magen“ zuerst in unsere Mitte zurück, werden stabiler, können uns „erden“ und unseren gesunden Menschenverstand wieder zum Einsatz bringen. Nun wird die Annahme vorbereitet und ein heilsames Abschiednehmen/Trauern wird möglich.

Phase der Annahme (Metall)

Das Annehmen erfolgt in der Wandlungsphase Metall: Gut geerdet kann sich der Körper wieder aufrichten, was das tiefe und freie Atmen erst ermöglicht. Das Annehmen beginnt symbolisch also mit einer Streckung des Körpers, verbunden mit einer tiefen Einatmung, wodurch viel frische Luft, frisches Qi, in den Körper strömen kann. Das freie und tiefe Ein- und Ausatmen bringt das Qi in Bewegung, versorgt die Organe mit Qi und „Blut", wodurch die Funktionskreise harmonisiert werden. Über den „Dickdarm" gelingt es, die belastenden Aspekte des Abschiedsschmerzes/der Trauer auszuscheiden und heilsame Formen des Verabschiedens und Erinnerns zu finden. Wir gehen unsere ersten Schritte mit dem Verlust an unserer Seite, öffnen uns nach außen und können unserer Umwelt wieder mit Empathie und Hilfsbereitschaft begegnen, indem wir z.B. in Selbsthilfe- oder Trauergruppen unsere Erfahrungen weitergeben oder unseren Freund:innen beratend zur Seite stehen können.

Dieser heilende Zyklus setzt sich über die anderen Wandlungsphasen fort: Statt Angst vor der Zukunft in der Wandlungsphase Wasser haben wir nun neuen Mut, das Hadern in der Wandlungsphase Holz erlischt, Kreativität und Entscheidungsfähigkeit können sich entfalten. Die Freude am Leben der Wandlungsphase Feuer kehrt zurück, sodass wir auch die Süße des Lebens wieder genießen können. (Zu jeder Wandlungsphase gehört auch eine Geschmacksrichtung: „Süß" gehört zur Wandlungsphase Erde, vgl. Kapitel „Die Fünf Elemente oder Wandlungsphasen", S. 60).

Wir lernen, den Abschiedsschmerz, die Trauer in unseren Alltag mitzunehmen. Die Wandlungsphase Metall steht für das Loslassen, was mit jedem Ausscheiden und jedem Ausatmen erfolgt. Mit jedem Einatmen findet auch das Neu-Anfangen, Neu-Aufnehmen statt. Mit der Einatmung wird neues Qi aufgenommen, der Körper richtet sich immer wieder auf, wodurch noch mehr Qi aufgenommen werden kann. Man kann sich mit diesem Kraftreservoir, dem universalen Qi, neu verbinden und stärken. Dieses freie Atmen bringt das Qi wieder in Fluss, sodass sich alle Körperfunktionen und Emotionen weiter normalisieren können.

Hat sich im Laufe der Zeit die Wandlungsphase Erde (Funktionskreise „Milz" und „Magen") ebenfalls wieder stabilisiert (zum Beispiel auch durch geeignete Qigong-Übungen), kann sie die Wandlungsphase Metall zusätzlich nähren und die positiven Prozesse fördern. „Ein gesundes Erd-Element gewährt Stabilität. Der Mensch hat Kontakt zu seinem Zentrum, ruht gewissermaßen in sich selbst, wirkt gereift, ausgeglichen und beständig ... Er fühlt sich wohl in seiner Haut ...".[26]

Ein Mensch mit gesundem Metall-Element (Funktionskreise „Lunge" und „Dickdarm") bewegt sich gern, hat eine offene Haltung (körperlich und auch im übertragenen Sinne) dem Leben und der Welt gegenüber. Diese Offenheit ist die Voraussetzung für Zuversicht und Hoffnung, ohne die der Mensch nicht leben kann. Damit die Lunge diese Arbeit tun kann, muss man vor dem Einatmen zunächst ausatmen. Etwas Neues kann also nur entstehen, wenn das Alte vergeht. Und dabei hilft der Dickdarm, denn er trennt „Trübes" von „Klarem", er scheidet die überflüssigen Dinge aus und behält, was für uns wertvoll ist.

„Der mit der Einatmung und Ausatmung verbundene Rhythmus von Aufnahme und Abgabe, Anspannung und Entspannung ist ein elementarer Rhythmus des Lebens. Aus diesem Grund wird die Lunge in klassischen chinesischen Texten als der Minister bezeichnet, der die rhythmische Ordnung verwaltet."[27]

War durch eine Verlustbotschaft zunächst alles aus den Fugen geraten, kann, wenn die Verlustbotschaft „geschluckt und verdaut", die Bodenhaftung wiederhergestellt (Wandlungsphase Erde) und nicht mehr Benötigtes ausgeschieden ist (Wandlungsphase Metall), diese Wandlungsphase Metall dem Menschen wieder zu Strukturen verhelfen, die er innerhalb seines Körpers, aber auch im psychischen, sozialen und kulturellen Leben braucht. Die Wandlungsphase Metall ermöglicht es ihm auch, sich von dieser unmittelbaren Betroffenheit zu befreien, analytisch zu denken und sich von Belastendem zu distanzieren. Der Geist wird wieder klarer.

Noch einmal möchte ich betonen, dass die Abläufe in Abschiedsprozessen sehr individuell sind und selten linear in nur fünf Schritten nach dem skizzierten Modell ablaufen: Soeben noch am Grübeln (Erde), überfällt eine:n plötzlich wieder die Wut (Holz) oder man bekommt Angst (Wasser). Es können also „Ehrenrunden“ gedreht werden, weil unbearbeitete Aspekte bestimmter Abschieds-/Wandlungsphasen wieder an die Oberfläche kommen. Bestenfalls enden auch diese kleinen oder zusätzlichen Zyklen im Sich-Erden (Erde) und dann im Durchatmen und Loslassen (Metall), wieder mehr verarbeitet habend, ein bisschen reifer geworden.

Jeder Abschied ist ein Neubeginn … Jedes Loslassen ist eine Chance.

Einfluss von gesundheitlichen Vorbelastungen auf Abschiedsprozesse

Sowohl nach westlichem als auch nach fernöstlichem Verständnis werden Abschiedsprozesse vor allem mit der Phase der Schwermut in Verbindung gebracht. Kübler-Ross, die in den USA praktizierte, nannte diese Phase „depression“. Übersetzt steht das für das Gefühl, niedergedrückt zu sein. Für unser deutschsprachiges Verständnis ist damit aber die Depression als Erkrankung gemeint, was man einem normal verlaufenden Abschiedsprozess aber gerade nicht unterstellen möchte. Deshalb wird hier der Begriff der Schwermut verwendet.

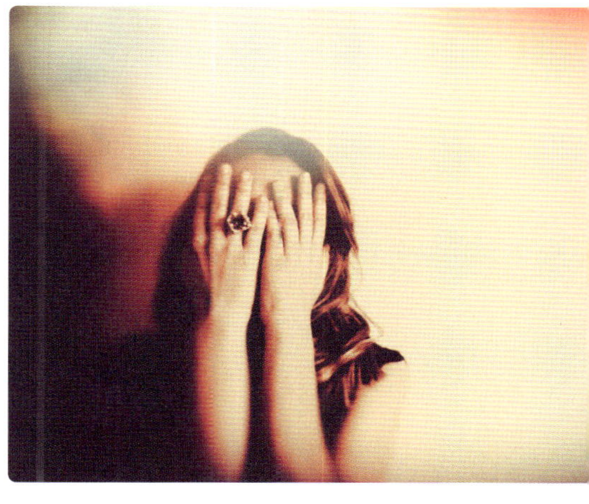

Depressive, niedergedrückte Zustände sind also zunächst ein gesunder Bestandteil von Abschiedsprozessen. Sie haben mit Phasen der Antriebslosigkeit, dem Gedankenkreisen oder der Gedankenleere, mit Wutausbrüchen und depressiven Verstimmungen etc. ein ähnliches Wirkgefüge wie die Depression als Erkrankung. Anders als bei der Erkrankung sorgen gesunde Wirkmechanismen in Körper und Geist dafür, dass diese Symptome in Abschiedsprozessen im Allgemeinen den in den Kapiteln „Emotionales Erleben in Abschieds- und Trauerprozessen“ (S. 32) und „Das Phasenmodell nach Kübler-Ross“ (S. 79) gezeigten „gesunden“ Verlauf haben und von allein wieder in den Hintergrund treten. Erst wenn eine Stagnation, eine Chronifizierung, innerhalb dieses Prozesses auftritt, kann sich aus dem „gesunden“ Verlauf eine ernsthafte und behandlungsbedürftige psychische Erkrankung entwickeln.

Ab wann man nicht mehr von einem Abschieds- oder Trauer-bedingten depressiven Zustand, sondern von einer Depression als Erkrankung spricht, wird allerdings sehr unterschiedlich beurteilt. Während man sich in westlich orientierten Kreisen der Psychiatrie auf immer kürzere Zeiträume verständigt (weniger als drei Monate waren in den USA schon in der Diskussion), sollte man sich bei existenziellen Abschieden meines Erachtens weiterhin am Trauerjahr orientieren, in dem ein Mehr an wiederkehrenden niedergeschlagenen, grübelnden oder zornigen Zuständen sein darf. Wer sich unsicher ist, ob eine psychische Erkrankung vorliegt, sollte in jedem Fall medizinische, heilpraktische oder psychotherapeutische Beratung in Anspruch nehmen und/oder Kontakt zu einer Trauergruppe aufnehmen.

Entstehen depressiver Zustände aus Sicht der TCM

Wie depressive Zustände entstehen, erklärt der Heilpraktiker und TCM-Spezialist Mike Morell aus Freiburg anschaulich in einem Webinar.[28] Seine Quintessenz ist in einfachen Worten, dass depressive Zustände durch eine Verschlackung im Bereich der Herzkanäle hervorgerufen werden. Das Herz pumpt in seiner Funktion als „Herrscher des Blutes“ das Blut durch unseren Körper. Es ist außerdem der Sitz unserer Psyche. Beeinträchtigungen des Funktionskreises „Herz“ äußern sich im Falle von Verschlackung unter bestimmten Umständen in depressiven Zuständen, die sich zu einer Depression entwickeln können, wenn die Ursachen für die Verschlackung bestehen bleiben. Bei Abschiedsprozessen geht auch Morell davon aus, dass sich die Symptome nach einer Phase der Bearbeitung dieser Prozesse von allein wieder auflösen.

Wie entstehen nun diese Schlacken und gelangen zum Herzen? Hier sind zwei Faktoren von Bedeutung, und zwar eine Fehlfunktion im Funktionskreis „Dünndarm“ (sowohl auf körperlicher Ebene als auch im übertragenen Sinne), gepaart mit bestimmten traumatischen Erinnerungen (selbst erlebten oder genetisch bedingten) in unserem Unterbewusstsein, die in Momenten besonderer Stresssituationen an die Oberfläche gelangen können – was wiederum eine Fehlfunktion des „Dünndarms" bewirken kann. Durch die Fehlfunktion des „Dünndarms" kann die Nahrung nicht mehr richtig aufgenommen werden. Statt ausschließlich lebenswichtige und nährende Körpersäfte zu produzieren, bildet sich auch „Schleim", wodurch sich eine Unterversorgung des Körpers und Qi-Stau entwickeln können.

Die Qi-Stagnation äußert sich auch in einer Kontraktion bestimmter Gewebebereiche. Dadurch wird dieser „Schleim" nicht in Magen und Milz abgeführt und vollständig verdaut, sondern durch die sogenannten Lo-Gefäße (Lo-Gefäß: eines der außerordentlichen Gefäße im Meridiansystem) hinauf zum Herzen gedrückt, wo er die Herzkanäle blockiert. Sind die Herzkanäle blockiert, schränkt dies die Funktion des „Herzens" auf bestimmte Weise ein, sodass depressive Zustände entstehen. Je nachdem, welche Funktionskreise noch beeinträchtigt sind, entstehen neben Zuständen wie Niedergeschlagenheit und Antriebslosigkeit auch Unruhe, Aggression, Traurigkeit etc.

Morell geht davon aus, dass eine Depression (als Erkrankung) nur entstehen kann, wenn die Funktionskreise „Dünndarm" und „Herz" angegriffen sind. Kommt noch eine emotionale Vorbelastung durch traumatisches Erleben im Unterbewusstsein dazu, kann sich dieser unsichtbare „Schleim" bilden und zum Herzen gepumpt werden.

Stagnation in depressiven Zuständen

Interessant ist dabei, dass das chinesische Wort *Yu Zhang* nicht nur „Depression" bedeutet, sondern auch „Stagnation". Qi, also die in unserem Körper, im Meridiansystem, fließende Energie, kann bei einer Stagnation nicht mehr ungehindert fließen, es kommt zum Stillstand. Die Versorgung der betroffenen Funktionskreise bzw. Meridiansysteme mit lebenswichtigen Nährstoffen wird blockiert und ggf. nachhaltig geschwächt, wodurch Erkrankungen hervorgerufen werden können.

In Abschiedsprozessen ist Stagnation auch im übertragenen Sinne gegenwärtig. Wie schon beschrieben, kann zum Beispiel in dem Moment, wo man eine Verlustbotschaft erfährt, gefühlt alles zum Stillstand kommen (Phase des

Nicht-wahrhaben-Wollens). Das Denken hört in diesem Moment einfach auf, der Körper gerät gefühlt oder real vorübergehend in eine Erstarrung. Die TCM erklärt diese Schocksituation mit dem plötzlichen Absinken oder sogar einem „Pulverisieren" des Qi. *Yi*, das bewusste Denken, wird eingestellt und macht intuitivem Handeln Platz. In der Biochemie wird das mit dem Ausschütten von Adrenalin und der damit verbundenen Unterversorgung des Gehirns erklärt, zudem können Opiate den Verstand „benebeln". Die mit Empfangen der Verlustbotschaft in Gang gebrachte Dysbalance in den Funktionskreisen bewirkt über viel Agieren im Außen in den ersten Abschiedsphasen schließlich ein Einmünden in den Moment der Stagnation in der Phase der Schwermut. Ohne diesen Moment des Innehaltens wäre allerdings eine Wendung hin in den förderlichen, heilenden Zyklus nicht möglich, gesunde Funktionen von Körper und Geist vorausgesetzt.

Die Bedeutung des Funktionskreises „Dünndarm"

Für das Entstehen von depressiven Zuständen wird eine Fehlfunktion des „Dünndarms" mitverantwortlich gemacht. Der Dünndarm verdaut die Nahrung und hat zu entscheiden, was er in den Körper aufnimmt, weil es gebraucht wird, und was wieder nach draußen geleitet werden kann, weil der Körper es nicht benötigt oder es ihn belasten würde. Der (Dünn-)Darm ist das Bindeglied zwischen Innen und Außen, Aufnahme und Ausscheidung. Er repräsentiert damit das Prinzip der Dualität – den Zustand des Yin und Yang, den wir Lebewesen haben, seit, philosophisch oder kosmisch betrachtet, dieses Prinzip der Dualität anstelle des Alles-eins-Seins entstanden ist.

Bezogen auf die Psyche ist der gesunde „Dünndarm" Impulsgeber für klare Entscheidungen, welche Dinge erschlossen werden sollen und welche loszulassen sind. Ist die Verdauung gestört, fällt es deutlich schwerer, sich zu entscheiden, klar zu denken und auch loszulassen.

Mit Blick auf die oben genannte Dualität ist hier im übertragenen Sinne das Bild des Egos angesiedelt, das Ich-Bewusstsein, das es uns Menschen ermöglicht wahrzunehmen, dass es ein „Ich" und ein „Du" gibt (bzw. ein „Ich" und ein „anderes außerhalb des Ich"). Die Existenz des Ich-Bewusstseins ermöglicht auch die Fähigkeit zu werten und Bedürfnisse zu entwickeln. Wünschenswertes kann von Unerwünschtem unterschieden werden. Ein innerer Kritiker kann dabei Einfluss haben.

Je nachdem, wie laut der innere Kritiker in uns ist, stehen wir im Vergleich zu anderen oder zu selbst gesteckten Zielen quasi täglich im Wettbewerb, wodurch mehr oder weniger psychischer Druck entsteht. Je höher die Messlatte dessen, was idealerweise zu erreichen ist, gelegt wird, desto größer wird der (Leistungs-)Druck. Unser innerer Kritiker urteilt mitunter scharf, wenn wir Ziele nicht erreicht haben. Diesen selbst erzeugten Druck nennen wir fast täglich „Stress". Besteht dieser Zustand der emotionalen Anspannung, dieser innere Druck über längere Zeit fort, sinkt die Funktionsfähigkeit des „Dünndarms", was wiederum ein Ansteigen der emotionalen Anspannung begünstigen kann. Zusätzliche Störungen, wie eine intensive Verlusterfahrung, können somit viel schneller zu ernsthaften Beeinträchtigungen führen.

Innerhalb von Abschiedsprozessen wird die Dualität zwischen Halten und Loslassen, Ich und Du, Haben-Wollen und Nicht-bekommen-Können umso deutlicher, je stärker die Funktion des „Dünndarms" eingeschränkt ist. Zustände emotionaler Anspannung können über längere Zeit anhalten und dadurch auch noch ungünstig auf die „Dünndarm"-Funktion zurückwirken.

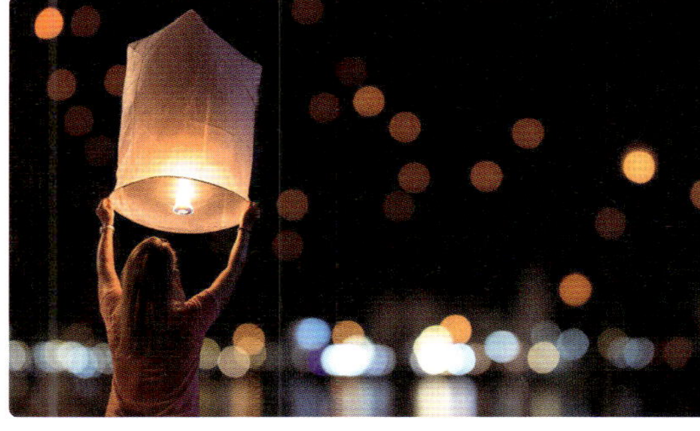

Die Bedeutung des Funktionskreises „Herz"

Neben einer Stress-auslösenden Wertehaltung und einem bestimmten Leistungsgedanken, der den Funktionskreis „Dünndarm" beeinträchtigt, spielt, wie oben erklärt, der Funktionskreis „Herz" bei der Entstehung depressiver Zustände ebenfalls eine besondere Rolle. Mit „Herz" ist in der TCM auch die Psyche gemeint. Eine Blockade im Funktionskreis „Herz", hier der Herzkanäle, kann sich auf die Psyche in Form von depressiven Zuständen auswirken, die, wenn sie längerfristig anhalten, auch zu einer Depression führen können.

Die Psyche kann auch über eine direkte Schwächung des Funktionskreises „Herz“ ungünstig beeinflusst werden, und zwar durch:

- zu wenig Schlaf,
- zu viel Tee und Kaffee,
- zu viel Lesen,
- zu viel Fernsehen und Medienkonsum,
- zu viel Reden,
- zu viel Denken und Gedankenkreisen.

„Das Festhalten oder Verneinen von Eindrücken und Gefühlen erschöpft das Shen“, den Funktionskreis „Herz“,[29] was zur Störung des Nervensystems, zu Labilität und chronischer Erschöpfung führt. Kommen zusätzlich Beeinträchtigungen des Funktionskreises „Dünndarm“ und bestimmte Belastungen des Unterbewusstseins hinzu, können sich oben beschriebene depressive Zustände bis hin zur Depression entwickeln.

Alle genannten Verhaltensmuster gehören zum heutigen leistungsorientierten und Pausen-losen beruflichen Alltag, oft auch gepaart mit einem aktiven Freizeitleben. Wird das „Herz“ erschöpft, stagniert das Qi, und das macht psychisch labil. Die oben beschriebenen Wirkfaktoren können zusätzlich depressive Zustände begünstigen.

Bestehen solche Vorbelastungen, sind emotionale Herausforderungen durch schicksalhafte oder traumatische Verlusterlebnisse deutlich schwerer aufzufangen. Der Verlust wird möglicherweise emotional intensiver oder schmerzhafter erlebt, was wiederum den Qi-Stau begünstigt – ein Teufelskreis. Ohne entsprechende ausgleichende Maßnahmen können sich daher auch in Abschiedsprozessen schwerwiegende depressive Zustände schneller zeigen als mit ausgeruhter, gelassener Grundhaltung.

Erschöpfung als ungünstiger Faktor in der Verarbeitung von Verlusterfahrungen

Die Erschöpfung des „Herzens“ wurde bereits beschrieben. Zu erwähnen ist, dass unser Alltagsleben viele Herausforderungen für uns bereithält, durch die wir in Zustände ernsthafter Erschöpfung geraten können. In der TCM ist dann von der Yin-Leere die Rede.

Im Allgemeinen herrscht in den Industriegesellschaften ein Überschuss an Yang-Zuständen: Arbeiten unter Zeitdruck, viele Termine ohne Pausen zwischendurch, viel Input bis hin zur Reizüberflutung durch Medien, Hobbys, Action … In einem ausgeglichenen System von Yin und Yang wären der Gegenpol der ruhige und erholsame Schlaf in der Nacht, ausreichend Momente von äußerer und innerer Ruhe sowie Pausen am Tag. Fehlen diese, zehrt der Körper aus und es entsteht eine Yin-Leere bei gleichzeitiger Ansammlung der bereits erwähnten Schlackenstoffe. Wer seinen Körper auszehrt, das Yin verbrennt, es vertrocknen lässt oder anderweitig reduziert, erlebt möglicherweise eines Tages den totalen Zusammenbruch mit der Diagnose Burn-out.

An Burn-out Erkrankte haben unterschiedliche medizinische Diagnosen. Eine der häufigsten ist die Erschöpfungsdepression. Der Zustand des Deprimiert-Seins über nicht erreichte (und zu hoch gesteckte) Ziele über einen sehr langen Zeitraum feuert das Ego, die Ratio, zu noch mehr Leistung an („Dünndarm"!). Werden aber die vorhandenen Ressourcen stetig mehr verbraucht als nachgefüllt, brennt der Körper aus und zeigt durch unterschiedliche Symptome, dass er mindestens vorübergehend seinen Dienst einstellen wird. Ein ganzes Bündel an psychosomatischen Erkrankungen ist die Folge.

Yin-Leere-Zustände im Körper machen es ebenfalls schwerer, gesunde Abschiedsprozesse zu durchlaufen, weil die körperliche und psychische Kraft nicht ausreichend zur Verfügung steht.

Der Einfluss des Unterbewusstseins auf depressive Zustände

Depressive Zustände setzen neben diesen körperlichen Beeinträchtigungen der Funktionskreise „Dünndarm" und „Herz" auch noch eine psychische Vorbelastung voraus. Morell identifiziert vor allem die Geistesanteile *Hun* und *Po* (siehe Kap. „Bewusstsein und Unterbewusstsein in der TCM", S. 76) als Beteiligte an den genannten Prozessen. Im Geistesanteil *Hun* werden Erinnerungen an selbst Erlebtes gespeichert, im Geistesanteil *Po* werden genetisch bedingte, vererbte Erinnerungen gespeichert. Jeder Mensch hat diese Anteile, mit aber unterschiedlichem „Inhalt". Ist der Mensch gesund und emotional ausgeglichen, befinden sich diese Geistesanteile wie in einer Art ruhigem See unterhalb der Wasseroberfläche. Zieht emotionaler Sturm auf, zum Beispiel in Situationen mit körperlichem und/oder emotionalem Stress, werden diese Erinnerungen aufgewirbelt und können an die Oberfläche, ins Bewusstsein, gelangen. Je nachdem, welche traumatischen Erlebnisse aufgewirbelt werden und ob es eine erblich bedingte Veranlagung zu depressiven Zuständen gibt, können sie die emotionale Anspannung erheblich verstärken.

Auch dieser Umstand hat Auswirkungen auf die Intensität und Dauer von Abschiedsprozessen. Je traumatischer die aufgewirbelten gespeicherten Erinnerungen sind und je mehr sie der gerade erlebten Situation ähneln, desto größer kann die emotionale Belastung im gesamten Prozess sein.

Die Ausführungen machen deutlich, dass körperliche und psychische Beeinträchtigungen den Verlauf von Abschiedsprozessen qualitativ und quantitativ negativ beeinflussen können.

Da Verlustbotschaften meistens unangemeldet und überraschend kommen, ist es umso wichtiger, Körper und Geist in einem Zustand zu halten, der es ermöglicht, neben allen planbaren Anforderungen im Alltag auch solche zusätzlichen Herausforderungen zu meistern.

Möglichkeiten zur Stabilisierung emotionaler und körperlicher Prozesse

Wer nicht jeden Tag etwas für seine Gesundheit aufbringt,
muss eines Tages sehr viel Zeit für die Krankheit opfern.

Sebastian Kneipp

Im Grunde sind die nachfolgenden Ausführungen nichts Überraschendes: Es gilt, krankmachende Faktoren zu reduzieren, um gesundheitsfördernden Faktoren mehr Raum zu geben. Zu oft neigen wir Menschen dazu, damit so lange zu warten, bis sich am Ende herausstellt, dass man nicht zu dem geringen

Prozentsatz an Ausnahmeerscheinungen gehört, dem ein konsequenter Raubbau am eigenen Körper nichts auszumachen scheint. Wie viele Raucher:innen hoffen darauf, dass ihr Körper aus der täglichen Dosis Gift keinen Krebs entwickelt? Oder nehmen wir die Workaholics: Wie viele sind sicher (sonst wären sie keine Workaholics), dass ihr Herz und Hirn aus einem anderen Holz geschnitzt sind?

Es geht um das oben beschriebene „Zuviel“ (meist an Yang) und „Zuwenig“ (meist an Yin). Was hilft, hier in ein Gleichgewicht zu kommen, ist „Das-Maß-Wahren“ und „In-Achtsamkeit-Sein“. Wahre ich das Maß und bin ich achtsam mit mir selbst, ist es kaum möglich, dauerhaft in krankmachende Extreme zu geraten.

Dabei ist es nicht erforderlich, an allen bekannten Stellschrauben gleichzeitig zu drehen, denn: Alles ist mit allem verbunden. Alle Meridiane, alle Elemente/Wandlungsphasen befinden sich in Wechselwirkung miteinander. Beginnen wir an einer Stellschraube zu drehen, verändert sich im gesamten Körpersystem etwas, was natürlich auch auf die Psyche Auswirkungen hat. Mehr Kraftreserven und mehr Gelassenheit werden das Ergebnis sein – und damit schafft man sich wiederum mehr Möglichkeiten, mit außergewöhnlichen Herausforderungen (wie Abschiedsprozessen und Lebenskrisen) besser umzugehen.

Was bedeutet das nun mit Blick auf die im vorangegangenen Kapitel beschriebenen krankmachenden Faktoren?

Für mehr Ausgeglichenheit im Yin und Yang sind in unserer Yang-lastigen Welt mehr Ruhe und Schlaf nützlich. Autogenes Training fördert grundsätzlich die innere Ruhe, doch ist das ungewohnte Verharren in Bewegungslosigkeit für manche Menschen zu herausfordernd und kann sie noch nervöser machen. Wie finde ich also mehr Ruhe, auch mit bzw. durch Bewegung? Hier könnten körperliche Bewegungen in ruhiger Atmosphäre guttun, wie Spazierengehen in der Natur, vor allem im Wald, Yoga, Feldenkrais (eine körperorientierte Selbstwahrnehmungs- und Heilungsmethode) und natürlich auch Qigong und Tai-Chi-Chuan (eine Art choreografische Aneinanderreihung von Qigong-Übungen).

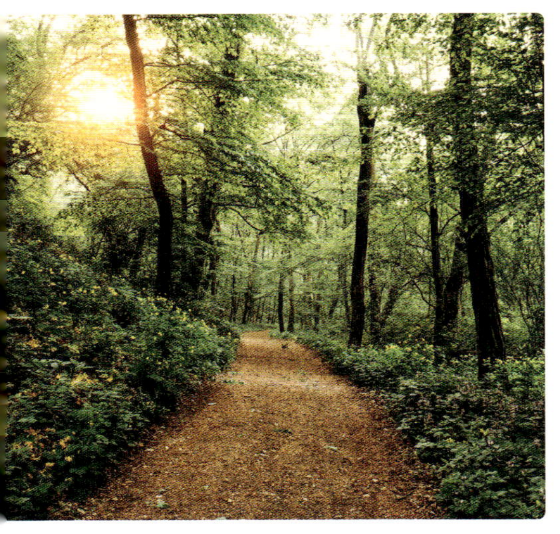

Spaziergänge an der frischen Luft sind mit wenig Aufwand und meist kostenfrei zu haben. Beim Spaziergang kann der Fokus auf die Atmung gelegt werden (das Basis-Yin-Yang unseres Körpers mit Ein- und Ausatmung) oder auch auf die Schritte, um den Geist zu beruhigen. Schon das Gehen an sich stellt mit seinem steten Yin-Yang-Wechsel eine wichtige Übung zur Harmonisierung dar: Die Schritte wechseln (linker Fuß/rechter Fuß), die Armbewegung ist gegengleich, wodurch der gesamte Körper, vor allem der Rumpf, in rhythmische Schwingungen versetzt wird, die das Qi freier durch den Körper strömen lassen. Körperliche Bewegung bringt uns nicht nur auf andere Gedanken, sondern bringt auch den Kreislauf in Schwung. Frischer Sauerstoff kann in den Körper aufgenommen werden (Muskeln und innere Organe freuen sich!) – dadurch kommt auch das Qi wieder in Fluss. Damit ist auch gleich ein Kontrapunkt zu den genannten Stagnationen oder Blockaden gesetzt.

Je nach Kondition sind längere Wanderungen, Walken oder Joggen möglich. Auf einer Waldlichtung, am Wegesrand im Wald oder auf einer Wiese kann natürlich auch Qigong praktiziert werden, umgeben von den stärkenden Kräften der Pflanzen und frischer Luft.

Der Dünndarm freut sich über mehr Bewegung, denn dadurch werden die Durchblutung und die Verdauung angeregt, sodass mehr lebenswichtige Stoffe aufgenommen werden können. Er erfreut sich auch an einer individuell förderlichen Ernährung. Eine auf die Bedürfnisse von Körper und Geist angepasste Nahrung liefert die nötige Energie und die nötigen Stoffe, um alle Prozesse im Körper optimal ablaufen zu lassen. Hier lohnt sich ein Besuch bei einer Ernährungsberatung.

Arbeitet der Darm besser und hat er nährstoffreiche Kost zum Verarbeiten, hat dies, zusammen mit einer ausgeglicheneren Bilanz von Ruhe und In-Bewegung-Sein, natürlich auch Auswirkungen auf unsere Psyche. Das wird nach einem erholsamen Urlaub schnell deutlich. Im Alltag braucht es dann aber Disziplin und verlässliche Struktur, um in der Eigenverantwortung zu bleiben. Das Strukturen-Schaffen gehört z. B. auch zu einem gesunden „Dünndarm" im übertragenen Sinne, ebenso die Tatsache, die individuelle Messlatte etwas niedriger legen zu dürfen.

In Bezug auf Veränderungsprozesse und Lebenskrisen ist es wichtig, sich immer wieder zu vergegenwärtigen, dass die Dinge richtig sind, wie sie sind. Insgesamt ist es daher nötig, das, was stresst, Angst oder traurig macht, mit etwas mehr Abstand zu betrachten und darauf zu vertrauen, dass allem auch etwas Gutes innewohnt. Das Zauberwort ist hier Gelassenheit. Dadurch werden die Verdauungsfunktionen, wie z. B. die Resorption im Dünndarm, positiv beeinflusst. Gelassenheit lässt sich leider nicht als Pille schlucken. Sie entsteht im Laufe der Zeit, wenn durch Wechselwirkungen und mit Achtsamkeit die gesundheitsfördernden Prozesse konsequent vorangebracht werden.

Für das „Herz", dem Sitz unserer Psyche, ist neben Ausgewogenheit in Bezug auf Ruhe/Aktivität und Ernährung auch eine gewisse „Hygiene" im Geist wichtig: Welchen Gedanken lasse ich Raum? Welche Gedanken denke ich immer wieder (und würde es gern lassen)? Wie kann ich meinen Geist anders beanspruchen? Das geht zum Beispiel mit neuen, kreativen Hobbys, auch in Gesellschaft, für kommunikativen Input. Oder durch die Beschäftigung mit einer neuen Materie – wie z. B. der Frage, wie Qigong in Zeiten der Veränderung und in Lebenskrisen unterstützen kann. Auch die Lektüre von großen Meistern und Philosophen (Buddha, Dalai Lama, Thich Nhat Hanh, Kant u. a.) kann den Geist inspirieren und Gedankenkreisen unterbrechen. Ebenso hilfreich können natürlich die Werke von Philosophinnen wie Hildegard von Bingen, Simone de Beauvoir oder Hannah Arendt sein.

Doch auch zu viel „gute" geistige Beschäftigung kann schädigen. Der Geist braucht auch Erholungspausen, wie dies durch Meditationen besonders gut möglich ist. Es mag zunächst ungewohnt sein, doch das stille Sitzen mit der Konzentration z. B. auf die Atmung und der Absicht, den Geist sukzessive leer zu machen, das Denken zurückzustellen (was tatsächlich nach einiger Übung immer besser funktioniert), ist für jeden Menschen praktikabel, ohne einer Gruppe angehören zu müssen. Für Interessierte steht eine große Anzahl geführter Meditationen zur Verfügung.

Eine gute Möglichkeit, den Körper auf sanfte Art zu bewegen, Energie- und Stoffwechsel-Kreisläufe wieder in Schwung zu bringen und gleichzeitig dem Geist eine Ruhepause zu gönnen, ist neben Yoga und Tai-Chi-Chuan auch Qigong. Im folgenden Kapitel erkläre ich näher, wie Qigong ganz allgemein wirkt und welchen Einfluss es auf Veränderungs- und Abschiedsprozesse haben kann.

Kapitel 5
Qigong zur Förderung der Gesundheit und des Wohlbefindens

Geschichte des Qigong

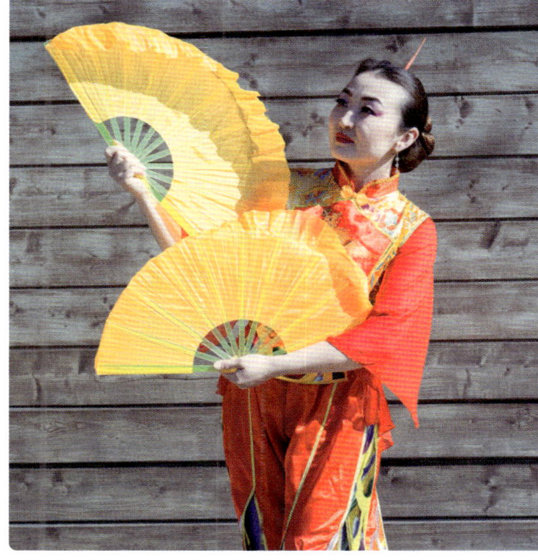

Die Geschichte des Qigong ist vermutlich genauso alt wie die Geschichte der Menschheit. Selbst wenn frühe Menschen noch nicht wussten, wie sie die Zusammenhänge erklären sollten (oder vielleicht doch eigene, uns nicht überlieferte Erklärungsmodelle nutzen konnten?), waren bestimmte Bewegungen sicherlich als gesundheitsförderlich bekannt. Eine Katze weiß möglicherweise auch nicht, dass das Dehnen nach dem Schlafen für Muskeln, Sehnen und Bänder von Vorteil ist, sie tut es einfach. Mit menschlichem Verstand kann man Soll-Ist-Vergleiche anstellen, lernen und Förderliches wiederholen, Ungünstiges lassen. Es ist davon auszugehen, dass alle Kulturen mit rituellen Bewegungsformen wie Tänzen und meditativen Momenten in Ruhe Körper und Geist auf eine bestimmte Weise positiv zu beeinflussen suchten.

Insofern kann man davon ausgehen, dass auch in China schon vor vielen Tausend Jahren, in Zeiten des Schamanismus und der Mystik, rituelle Tänze sowie Versammlungen in Stille die Anfänge des Qigong darstellten. Ähnliche Wurzeln dürfte auch der indische „Bruder" des Qigong haben, der Yoga.

Erste schriftliche Hinweise auf die Bedeutung der Harmonisierung von Körper, Geist und Atmung werden aus dem Grundlagenwerk „Kanon des Gelben Kaisers zur inneren Medizin" (*Neijing*, ab ca. 220 n. Chr.) zitiert: „Man muss seine Atmung regulieren, seinen Geist schützen und die Muskeln entspannen. … Befindest du dich in Ruhe und gehst keinen Gedanken nach, so kann die innere Kraft ungehindert durch deinen Körper strömen. Beherrschst du dich im Inneren, so überfällt dich nimmer die Krankheit." (Siehe auch Kapitel „Allgemeine Grundprinzipien der TCM", S. 49). Dieses Werk zählt heute zum UNESCO-Weltdokumentenerbe.

Qigong-Praktiken sind also deutlich älter als die in Kapitel 2 erwähnten chinesischen Philosophien und als die Traditionelle Chinesische Medizin. Qigong ist auch keiner Religion zuzuordnen, selbst wenn Religionen oder Weltanschauungen wie der Daoismus und der Buddhismus sich der Qigong-Übungen bedienen. Umgekehrt beeinflussten natürlich die jeweiligen Anschauungen das Qigong. Einflüsse kamen aus dem Daoismus, dem Buddhismus, dem Konfuzianismus, der Medizin und der Kampfkunst.

„Als eine Art Ur-Qi Gong wird das ‚Eintreten in Stille des Bewusstseins' gesehen. Lebensprozesse innen und außen wahrzunehmen und zu stützen, setzt stilles Betrachten voraus – ohne Einmischung bewertender Bewusstseinsaktivitäten. Menschen in früherer Zeit kamen auf diese Art immer wieder zu verwandten Erkenntnissen, wenn sie ihren Kräftehaushalt in Zusammenhang mit Tages- und Jahreszeiten, Umwelt und Innenwelt, Anstrengungs- und Ruhephasen, Traum- und Wachzeit beobachteten."[30]

Im *Tao Te King (Daodejing)*, dem Grundlagenwerk des Daoismus von Laotse, steht nach Auerbach sinngemäß, „dass Bewegung alles Kalte überwinden würde und dass Ruhe das Heiße überwinden würde. Aus dieser dualistischen Gegenüberstellung ergibt sich die Differenz zwischen ‚Stillem Qigong' und ‚Bewegtem Qigong'. Das ‚Stille Qigong' umfasst Übungen der Ruhe und das ‚Bewegte Qigong' umfasst alle Übungen, die in Bewegungen ausgeführt werden."[31]

Derselbe Autor (und auch andere Autoren) weist auf die ersten schriftlichen Beschreibungen von Übungen zum Leiten von Qi hin, die auf ca. 380 v. Chr. datiert sind. Für Aufregung sorgte im Jahr 1973 der Fund eines gut erhaltenen Seidenbildes bei einer Grabung in China (datiert 168 v. Chr.), das 39 einzelne Qigong-Übungen zum Leiten und Dehnen zeigt.

Es ist davon auszugehen, dass, wie im Schamanismus verbreitet, über mindestens vier bis fünf Jahrtausende das Wissen über bestimmte Übungen vor allem von wissenden Männern (auch weisen Frauen?) an Schüler:innen weitergegeben wurde. Mediziner, Klöster und Familien hüteten ihr Wissen und vermehrten es, indem sie zum Wissen (und Stil) ihres Meisters die eigene Note dazugaben. Daraus ist eine unüberschaubare Zahl von Qigong-Schulen geworden. In der Literatur werden 1.000 bis 10.000 Schulen benannt.

Das moderne China machte im 20. Jahrhundert das Qigong zum „Volkssport".

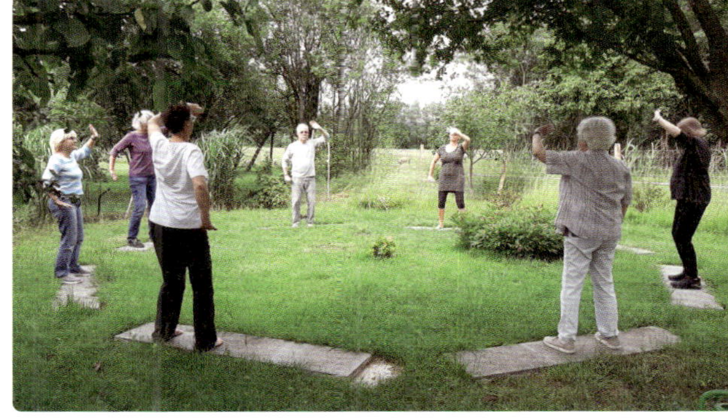

Und erst 1950 wurde der Begriff Qigong als Sammelbecken für Übungen und Schulen, die auf bestimmte Weise Körper, Geist und Atmung in den Mittelpunkt stellten, offiziell als eine der fünf Säulen der Traditionellen Chinesischen Medizin definiert und anerkannt.

Westeuropa und die Neue Welt lernten Qigong in den 1970er/80er-Jahren kennen, weil chinesische Qigong-Meister zum einen ihr Wissen in diesen kulturell und wirtschaftlich nicht ganz unwichtigen Teil der Welt tragen wollten und (zugegebenermaßen) zum anderen, weil sie erkannten, dass sie damit gutes Geld verdienen konnten. Gönnen und danken wir es ihnen!

Waren es auch in den westlichen Ländern zunächst einige Wenige, die sich mit Qigong beschäftigten (etwas früher hatte das Tai-Chi-Chuan die Bevölkerung erreicht), führte im Jahr 1996 die Aufnahme ins Präventionsprogramm einer Krankenkasse zum Durchbruch in Deutschland. Inzwischen ist das Angebot auch hier deutlich gewachsen. Mit unterschiedlichsten Schulen und Schwerpunkten ist sicherlich für jede:n etwas dabei.

Allgemeine Wirkungsweise

Die Übungen des Qigong wirken regulierend, regenerierend und aufbauend auf den Organismus. Dazu müssen Qi und Xue (was annähernd mit „Blut" übersetzt werden kann) frei im Körper fließen können. Werden Qigong-Übungen mit einer inneren Ruhe praktiziert, stellt sich dieser gesundheitsfördernde Effekt ein.

Beim Qigong „geht es um die Steuerung der Energie mithilfe der eigenen Vorstellungskraft. So verbinden sich Körper und Geist zu einer Ganzheit, die ihrerseits wiederum Teil eines größeren Ganzen, nämlich des Kosmos, ist."[32]

Nach Prof. Jiao sollen mit Qigong „die Lebenskräfte des Menschen entsprechend den Naturgesetzmäßigkeiten gefördert und entwickelt werden. Die grundlegendste Naturgesetzmäßigkeit ist der Wandel von Yin- und Yang-Phänomenen. Dieser Wandel wird in den Qigong-Übungen praktiziert als Wechsel von schließenden und öffnenden, von steigenden und sinkenden Bewegungen, … Strecken und Beugen der Gliedmaßen, im Wechsel von Aktivieren und Speichern des Qi, im harmonischen Wechsel von Einatmen und Ausatmen, Bewegen und Innehalten. Die Übergänge zwischen diesen polaren Übungselementen sind weich und fließend …"[33]

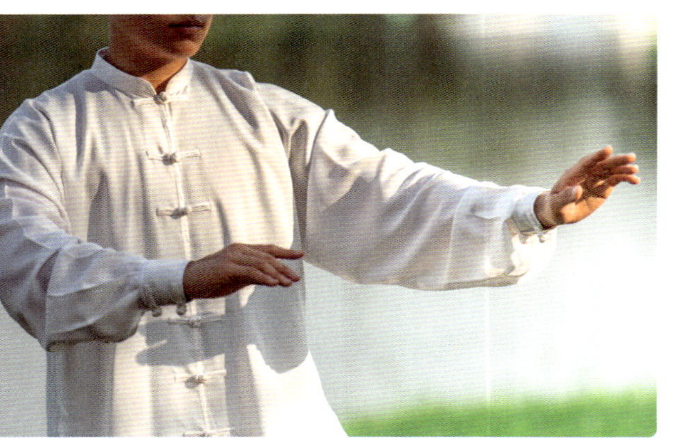

Auch wenn es verschiedene Schulen und Schwerpunkte gibt, ist allen Qigong-Übungen gemein, dass Bewegen und Harmonisieren des Energieflusses, ausgelöst von der Yin- und Yang-Polarität, im Vordergrund stehen. Die meisten Qigong-Übungen beziehen sich auf die Atemregulierung, den Einsatz der Vorstellungskraft und auf bestimmte Körperbewegungen oder -haltungen, woraus sich komplexe Wechselwirkungen ergeben. (Durch Qigong-Übungen wird nicht nur der Energiefluss verbessert, sondern auch alle Flüssigkeiten im Körper werden besser transportiert und damit können auch alle Organe und Weichteile besser genährt werden.)

Wird der Atem langsamer, beruhigt das den Geist. Wird der Atem tiefer (tiefer in den Bauch mit mehr Ausdehnung im Zwerchfell), massiert das die Verdauungsorgane und sorgt für mehr Sauerstoff im Blut und damit im ganzen Körper. Wird die Atmung insgesamt intensiver, stärkt das das Abwehr-Qi und damit das Immunsystem.

Wird der Körper langsamer, bewegt er sich sparsamer, verbraucht weniger Energie. Bewegt sich der Körper, werden die Gliedmaßen sanft gekräftigt und gedehnt, was den Körper tonisiert und stabiler macht. Gleichzeitig wird das Qi in den Leitbahnen bewegt, Qi-Blockaden können sich auflösen, die Leitbahnen werden wieder durchlässig. Durch die gezielte, ruhige Bewegung des Körpers wird der Kreislauf angeregt, ohne ihn zu überanstrengen, und damit wird der gesamte Stoffwechsel aktiviert. Mehr Frisches kann aufgenommen, mehr Verbrauchtes abgegeben werden.

Wird der Geist ruhiger, zum Beispiel als Folge der ruhigeren Atmung und der langsamen, bewussten Körperbewegungen, kann „die wilde Horde Affen" (die unkontrollierten Gedanken) langsam zur Ruhe kommen. Wird der Geist in seiner Aufmerksamkeit gelenkt, wird Energie gespart und der „Gedankengarten" gleichzeitig von „Unkraut" befreit. Mit dem Lenken der Aufmerksamkeit kann das Qi ebenfalls in Bewegung gebracht werden. Ungünstige Qi-Bewegungen, wie zu viel Yang-Bewegung, können durch gezieltes Lenken der Aufmerksamkeit zum unteren Dantian (Stärkung der Yin-Bewegung) ausgeglichen werden.

Qigong stärkt insgesamt die Lebenskraft und die Abwehrkraft gegen Krankheiten und beschleunigt den Heilungsprozess. Voraussetzung dafür ist allerdings regelmäßiges Üben (s. Kap. „Schlüsselpunkte", S. 124). Empfohlen wird eine

Mindest-Übungsdauer von 15 bis 30 Minuten, am besten täglich. Mein in Kapitel 7 und 8 beschriebenes **ÜBUNGSPROGRAMM** (ab S. 140) mit drei „Übungen-in-Ruhe“ und sechs „Übungen-in-Bewegung“ kann in ca. 20 Minuten praktiziert werden. Eine Verlangsamung der Bewegungen verlängert die Übungsdauer auf 30–40 Minuten, was im Laufe der Zeit angestrebt werden kann oder sich von ganz allein einstellt.

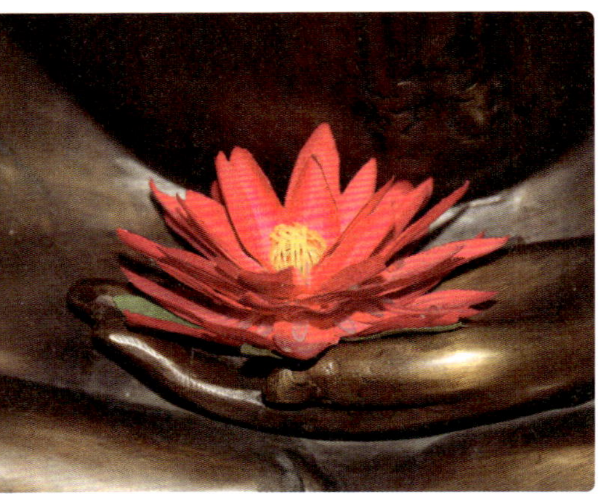

Übungen-in-Ruhe und Übungen-in-Bewegung

Eine offensichtliche Unterscheidungsform von Qigong-Übungen ist die nach der Bewegung bzw. Ruhe (was nicht Abwesenheit von Bewegung heißt).

Ein Hauptbestandteil von Übungen-in-Ruhe *(jinggong)* sind die inneren Übungen. Hierzu zitiert Jiao alte Meister: „In Ruhe übt man das Innere.“ „Im Inneren trainiert man den Atem.“[34] Der Fokus liegt neben der Kultivierung des Atems auf Gedankenbewegungen. Blut, Puls, Leitbahnen und Funktionskreise gehören auch zu den körperinternen Funktionen, die vor allem bei Übungen-in-Ruhe gestärkt und harmonisiert werden. Das Bewahren der Vorstellungskraft, die Atemführung und das Trainieren des „inneren Qi“ spielen hier eine größere Rolle. Man übt quasi mit äußerer Ruhe, aber innerer Bewegung.

Die Übungen-in-Bewegung *(donggong)* gehören zum großen Teil zu den sogenannten äußeren Übungen. Aber, wie immer in der TCM und in der Natur, sind die Übergänge fließend. Übungen-in-Bewegung sind Übungen des Körpers und der Extremitäten. Auf den ersten Blick werden hauptsächlich die Sehnen, Muskeln, Knochen und die Haut angesprochen. Doch auch das Bewahren der Vorstellungskraft, die Atemführung und das Training des „inneren Qi“ haben, je nach Übung, unterschiedliche Betonungen. Bei den Übungen-in-Bewegung übt man mehr mit äußerer Bewegung und innerer Ruhe.

Wie immer gehört zu jedem Yin ein Yang, das heißt hier: Bei Übungen-in-Ruhe ist auch eine Form von Bewegung vorhanden (mindestens der Atem und das Qi durch den Atem, vielleicht auch das Qi durch die Vorstellungskraft und feinste Bewegungen in den Gelenken), wie z. B. bei den sogenannten Pfahlhaltungen. Umgekehrt sind in den Übungen-in-Bewegung häufig Anteile von Ruhe enthalten, z. B. in Form der Pfahlhaltungen als Ruhepositionen zwischen den Bewegungselementen.

Qigong für verschiedene Anwendungsgebiete

Qigong wird aus unterschiedlichen Gründen praktiziert:

In der Traditionellen Chinesischen *Medizin* (TCM) wird es zur Gesundheitsförderung und Heilung von psychischen und physischen Erkrankungen eingesetzt. In der westlichen *Medizin* wird z. B. das Guo Lin-Qigong komplementär in der Krebstherapie eingesetzt. Zum Einsatz von Qigong in der *Psychotherapie* komme ich im folgenden Kapitel.

Als Ergänzung zum *Leistungssport* dient es der Förderung der Konzentration und dem bewussteren Wahrnehmen und Analysieren von Bewegungsabläufen, im *Volkssport* dem Erhalt der allgemeinen Gesundheit.

In der *Kampfkunst* erweitert Qigong den Kanon der Techniken und hilft bei der Optimierung von Körper, Atmung und Geist.

In der Ausübung von (religiösen oder spirituellen) *Riten* fördert Qigong das Ankommen und Ruhen in der inneren Mitte sowie das Weiten des spirituellen Horizonts.

Als besonderer Teil der TCM kann das Qigong *Yangsheng* verstanden werden, das der „Pflege des Lebens" dient. Hier steht die *ganzheitliche Gesundheitsvorsorge* im Sinne der TCM im Vordergrund, die über die Zusammenstellung einzelner Übungen deutlich hinausgeht. Der Blick ist hier auf alle Handlungen im Alltag ausgedehnt. Dazu zählt neben dem regelmäßigen Praktizieren von einfachen, effektiven Qigong-Übungen eine maßvolle Lebensführung in Bezug auf Wachen und Schlafen, Bewegung und Ruhe, Ernährung und Förderung der mentalen Gesundheit durch Kreativität, Kunst und Kultur. Die in Kapitel 7 und 8 vorgestellten Übungen entspringen alle dem Qigong-Yangsheng-Übungssystem von Professor Jiao Guorui, das er 1961 nach längerer Entwicklungsphase erstmals öffentlich in Peking vorstellte. Mehr dazu in Kapitel 6 (S. 120).

Körper und Vorstellungskraft in Psychologie, Psychotherapie und Coaching

In den vorangegangenen Kapiteln habe ich auf das Zusammenspiel von Bewegung, Atmung und Vorstellungskraft im Qigong hingewiesen. Hier möchte ich vor allem auf die psychologischen Effekte und die sich daraus ableitenden möglichen Anwendungen in der Psychotherapie und im Coaching eingehen. Hieraus lässt sich auch einiges für Veränderungs- und Abschiedsprozesse als besondere psychische Herausforderungen ableiten.

Einer der Schlüsselpunkte des Qigong nach Jiao ist die Tatsache, dass das Qi der Vorstellungskraft folgt, oder, wie der Physiker Heisenberg es formulierte: Die Energie folgt der Aufmerksamkeit. Entweder ist der Körper in Bewegung und der Geist in Ruhe oder aber der Körper ist in Ruhe und der Geist in Bewegung. In jedem Fall wird das Qi bewegt, entweder durch eine körperliche Bewegung oder eine Bewegung des Geistes, die Vorstellungskraft. Körper und Geist werden über diese Qi-Bewegung miteinander verbunden. Das bedeutet, dass die Vorstellung einer Bewegung die Qualität dieser Bewegung verändert.

Das möchte ich am Beispiel der Übung „Der Schritt des Bären“ verdeutlichen, die auch zu meiner Übungsauswahl gehört. Ohne dass Sie die Übung schon jetzt kennen müssen, ist es Ihnen sicherlich möglich, einen Bären zu visualisieren, beispielsweise einen ausgewachsenen Braunbären, vielleicht einen Grizzly aus Kanada, wie man ihn aus Dokumentarfilmen kennt. Was zeichnet diesen Bären aus? Für mich sind das: ein dickes Fell, eine Ausstrahlung von Selbstsicherheit und Ruhe. Er ist kräftig und schwer, sehr erdverbunden, aber überraschenderweise behände genug, um sehr flink auf einen Baum zu klettern. Er hat starke Schultern und große Tatzen, die weich aussehen und scharfe Krallen haben. Die Bärin verteidigt mit aller Macht ihren Nachwuchs vor Fremden.

Im Qigong werden nun stilisierte, erwünschte Eigenschaften des Bären visualisiert und nachempfunden, während man die Übung praktiziert. Wird die Übung zappelige Aspekte haben? Ist die Bewegung der Übung mehr nach unten oder mehr nach oben gerichtet? Empfinden Sie auch, dass in der Übung das Starke, Erdverbundene, Schwere und nach unten Gerichtete eines Bären im Vordergrund steht?

Und wenn Sie nun einen Kranich visualisieren, was ist daran das Besondere? Für mich ist es die Tatsache, dass er sehr weite Schwingen und dünne Beine hat und sich mit seinen Flügeln auf einem Luftkissen tragen lassen kann. Der Kranich hat also ganz andere Eigenschaften als der Bär, die in anderen Momenten nützlich sein können. Das Tier-Paar Bär und Kranich wird uns in meinem **ÜBUNGSPROGRAMM** begegnen. Es repräsentiert das Yin (Bär) und das Yang (Kranich), erdverbunden/schwer, aufstrebend/leicht.

Damit Sie beim Üben darüber nicht viel nachdenken müssen, gebe ich Ihnen die Aspekte der Vorstellungskraft bei jeder Übung mit (was nicht heißt, dass Sie nicht noch eigene Aspekte hinzugeben können). Wird nun in der Übung des Bären das Starke, Erdverbundene, Schwere und auch Furchtlose betont, werden Sie vermutlich automatisch diese Eigenschaften in die Körperbewegung und in Ihr inneres Empfinden umsetzen. Sie werden dadurch selbst stärker, erdverbundener, schwerer und furchtloser – bestimmt wenigstens ein bisschen und im Laufe des Übens noch ein bisschen mehr.

Was passiert hier psychologisch? Indem in Ihnen vorhandene positive Gefühle oder Eigenschaften mit Körperübungen verbunden werden, entsteht im Gehirn eine Verknüpfung zwischen Bewusstem (Großhirnrinde: Denken) und Unbewusstem (Stammhirn: Körperfunktionen, Sinne, Emotionen). Bewegungen, die mit unseren Sinnen und/oder Emotionen verbunden sind und positiv bewertet werden, sind deutlich nachhaltiger spürbar als Bewegungen ohne Verknüpfung oder mit intellektuellen Erklärungen („Das tut dir gut.“). Wir alle kennen Gefühle von Ruhe, Geborgenheit, Sicherheit, Stärke etc. aus bestimmten Situationen unseres Lebens. Diese positiven Gefühle und Vorstellungen können nun ganz bewusst mit bestimmten Körperbewegungen verbunden werden. Damit werden sie tiefer erlebbar und langfristig leichter abrufbar.

Dass Körper und Geist miteinander unbewusst in Verbindung stehen, schildert Dr. Gunther Schmidt in einem Versuch zum Thema Priming.[35] Mit Priming ist gemeint, dass durch einen bestimmten Reiz im Gehirn andere Reize, die im Gedächtnis gespeichert sind, aktiviert werden. Diese aktivierten Reize beeinflussen (engl. *to prime*) die Folgereize, z. B. Handlungen, bzw. bereiten sie vor. Schmidt nennt das Beispiel eines Forschungsversuchs, bei dem zwei gleich gesunde Gruppen mit zwei unterschiedlichen Themen beschäftigt wurden. Für den Versuch erreichten die Proband:innen den Versuchsraum über einen sehr langen Gang des Forschungsgebäudes, nicht wissend, dass nicht die Themen im Versuchsraum, sondern der Gang die Hauptrolle in diesem Versuch spielen würde. Die eine Gruppe wurde im Versuchsraum mit Fragen beschäftigt, die um die Jugend kreisten, die andere Gruppe mit Fragen rund um das Altsein. Die Antworten waren komplett uninteressant. Die Forscher:innen interessierte, wie lange die Proband:innen nach dem Versuch brauchten, um das Gebäude durch diesen Gang wieder zu verlassen. Sie ahnen es vielleicht schon: Die Gruppe, die sich mit dem Altsein auseinanderzusetzen hatte, war deutlich langsamer unterwegs als die „jugendliche" Gruppe. Allein die intellektuelle Beschäftigung mit den jeweiligen Fragen hatte also unbewusst bewirkt, dass sich die Proband:innen so in den jeweiligen Zustand hineinfühlten, dass ihre Bewegungen beschleunigt oder verlangsamt wurden.

Was im Unbewussten funktioniert, kann im Bewussten genutzt werden. Im Qigong können Sie sich ganz bewusst „primen", indem Sie Ihre Vorstellungskraft mit positiven Eigenschaften zur Beruhigung der Atmung, zur Förderung der Standfestigkeit in der Bewegung oder zur Erhellung des Gemütes einsetzen. Die Energie folgt der Aufmerksamkeit, der Körper folgt der Vorstellungskraft, beide beeinflussen sich gegenseitig. Eine Ihnen vielleicht bekannte Form der Lenkung der Vorstellungskraft sind Affirmationen, Sätze mit positiv ausgerichteten Aussagen zu wünschenswerten Handlungen, Gefühlen und Denkmustern.

In der Psychotherapie und im Coaching werden Verfahren eingesetzt, die mit Achtsamkeit und der Verknüpfung von Körper und Emotionen negative Empfindungen bestimmter Situationen positiv beeinflussen sollen.

1979 entwickelte Jon Kabat-Zinn die Methode der MBSR *(Mindfullness-Based Stress Reduction),* was direkt übersetzt „achtsamkeitsbasierte Stressverminderung“ heißt. Ganz bewusst werden Stress auslösende Situationen betrachtet, einschließlich der eigenen Gedanken und Gefühle. Die MBSR schult die Achtsamkeit zur besseren Stressbewältigung, hilft beim Unterscheiden zwischen „unschuldigen“ äußeren Reizen einerseits und inneren Interpretationen bzw. (emotionalen) Reaktionen andererseits. Dadurch wird etwas mehr Distanz zu den Stressauslösern hergestellt, was die Gelassenheit fördert. Auch im Qigong ist ein wesentlicher Aspekt die Achtsamkeit, das Beobachten eigener Bewegungen und Gedanken.

Jon Kabat-Zinn wird mit den Worten zitiert: „Achtsamkeit ist eine einfache und zugleich hochwirksame Methode, uns wieder in den Fluss des Lebens zu integrieren, uns wieder mit unserer Weisheit und Vitalität in Berührung zu bringen.“[36]

Eine weitere Methode, bei der ein äußerer Reiz mit einer Emotion verknüpft wird, entstammt dem NLP (Neuro-linguistisches Programmieren) und wird „Ankern“ genannt. Dieses Ankern nutzt man im NLP ganz bewusst, um unerwünschte Gefühle in einer bestimmten Situation durch erwünschte Gefühle zu überschreiben. Das kann die Angst vor einem bestimmten Gespräch sein, die Angst davor, nervös und unsicher zu wirken. Für das Ankern benötigt man eine bekannte Situation aus der Vergangenheit, in der es die gewünschte positive Reaktion gab. Diese wird visualisiert und möglichst mit allen Sinnen erlebt, sodass das Gehirn nicht zwischen Wirklichkeit und Fantasie unterscheiden kann und entsprechende Botenstoffe, auch Glückshormone, aussendet. Ist der gewünschte Zustand nun quasi in jeder Zelle präsent, wird er durch eine bestimmte (unauffällige) Körperbewegung „geankert“, die man im Gespräch wiederholen kann. Durch das Verknüpfen von Körper und Emotionen (Großhirn und Stammhirn) gelingt es also, das eine durch das andere zu erzeugen – und umgekehrt. Entsprechend ankert man die positiven Emotionen und Eigenschaften eines Tieres im Qigong durch die Verbindung der Vorstellungskraft mit den spezifischen Körperübungen.

Dr. Gunther Schmidt hat dieses Ankern zur sogenannten „Problem-Lösungs-Gymnastik" erweitert.[37] Hierbei wechselt der:die Klient:in mit absichtlich überzeichneter Körpersprache zwischen dem Problemempfinden und dem Empfinden der gewünschten Situation („Lösung") hin und her. Beispiel: niedergeschlagen = Schultern unten, Körper vornüber gebeugt, Mundwinkel und Blick nach unten; selbstsicher = aufrecht mit stolzgeschwellter Brust, Kopf erhoben, klarer Blick in die Ferne. Das Wechseln zwischen beiden Situationen ermöglicht es, im Alltag schneller mit Bewusstheit aus der unerwünschten in die gewünschte Haltung zu gehen, in die dann auch wieder automatisch die geankerten Eigenschaften mitgenommen werden.

Mit der Vorstellungskraft, die ganz bewusst gelenkt und mit Körperbewegungen verknüpft werden kann, steht in der Psychotherapie und im Coaching mit Qigong eine weitere wertvolle Methode zur Verfügung, die auch zunehmend Anwendung findet. Fischer und Schwarze sehen die Chancen im Qigong neben den schon genannten Möglichkeiten der Förderung der Achtsamkeit und der inneren (und äußeren) Stabilität vor allem in der Ressourcenstärkung, der Entwicklung und Entfaltung der Persönlichkeit, im Erlernen der Selbstberuhigung und in der Stärkung der Selbstbehauptung.[38]

Psychisches Leiden zeigt sich nach Hofmann-Huber darin, „dass das, was die Person in ihrem Leben erfährt, sie darin überfordert, es in diesem Moment zu regulieren und verarbeiten zu können. Es kommt zu Blockierungen, z. B. zu einem Anhalten des Atems, zu muskulären Anspannungen und zu einer Unterdrückung von Emotionen und Gefühlen. Wenn es sich dabei um immer wiederkehrende Prozesse handelt, werden daraus Verhaltensstrukturen. Die Pulsation zwischen Yin und Yang, zwischen Anspannung und Entspannung, zwischen Aufnehmen und Loslassen wird in ihrem ständigen Wechsel und in der Suche nach Balance gestört."[39]

Die Vorteile des Qigong lägen entsprechend darin, dass die Selbstlenkung von Emotionen eigenverantwortlich geübt werden kann, die Körperwahrnehmung bewusster gemacht wird und auch mit widerstreitenden Kräften, die im Körper natürlicherweise allgegenwärtig sind und im Qigong besondere Aufmerksamkeit erfahren, besser umgegangen werden kann. Nach Hofmann-Huber sind es gerade die genannten „Schlüsselpunkte" (siehe gleichnamiges Kapitel, S. 124), die Jiao für das Praktizieren des Qigong Yangsheng identifiziert, die das Qigong bei der Anwendung in der Psychotherapie so erfolgreich machen können.

Auch Affirmationen, als eine besondere Form der Vorstellungskraft, finden in verschiedenen psychologischen und spirituellen Methoden Anwendung. Im Kapitel „Die einzelnen Übungen im Detail" (S. 167) sind die einzelnen Übungen um solche Affirmationen ergänzt (dort bezeichnet als Assoziationen/Imaginationen), um Anregungen vor allem auf psychischer Ebene zu geben, positive Zustände in herausfordernden Zeiten zur Linderung und Stärkung mit einzuladen.

Qigong zur Stärkung in Veränderungs- und Abschiedsprozessen

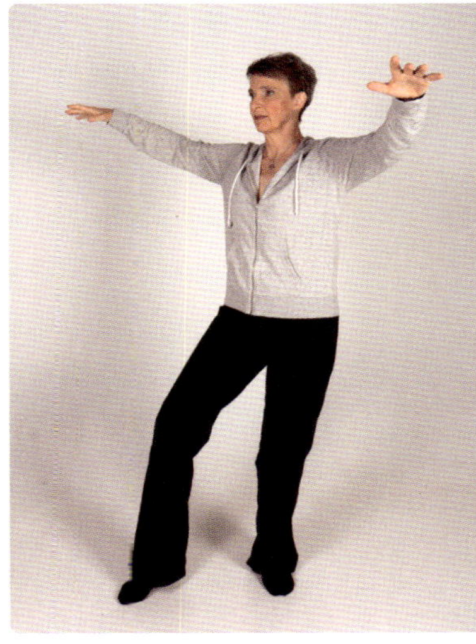

Was für psychische Erkrankungen gilt, gilt natürlich auch für psychische Belastungssituationen innerhalb von (gesunden, wenn auch herausfordernden) Lebenskrisen, wie Veränderungs- und Abschiedsprozessen. Es ist gerade die Verknüpfung von Körperkoordination, Atmung und Vorstellungskraft, die positiv auf das Erleben in solch herausfordernden Zeiten einwirken kann.

Die mit Veränderungs- und Abschiedsprozessen oft verbundenen Verlust- und Zukunftsängste alarmieren das vegetative Nervensystem. Durch Qigong-Übungen, vor allem das tiefe Atmen und die Aktivierung der Vorstellungskraft, wird auch das Nervensystem beruhigt. Besonders tief wird die Atmung in der Übung des „Kranichs" (Metall-Element): Durch das Öffnen der „Flügel" (Arme) wird der Brustkorb geweitet, geöffnet, unterstützt von der betont aufrechten Haltung. Die Energie folgt auch hier der Aufmerksamkeit: In der Haltung des Kranichs ist es sehr schwer möglich, ein vor der Übung bestehendes Gefühl von Niedergeschlagenheit in gleicher Intensität beizubehalten.

Verlust- und Zukunftsängste können zu Gedankenkreisen und Grübeln führen, was das Erd-Element schwächt. Das Element Erde gibt uns Bodenhaftung und Stabilität. Also ist es nützlich, mit den Qigong-Übungen das Erd-Element zu stärken, den Geist leer zu machen oder mithilfe der Vorstellungskraft zielgerichtete Gedanken zu erzeugen, die uns wieder stabilisieren. Eine bereits vorgestellte Übung, die das Erd-Element stärkt, ist „Der Schritt des Bären".

Stagnation, Erstarrung und Unruhe können durch die fließenden, weichen Körper-Bewegungen des Qigong gleichermaßen positiv beeinflusst werden. Ist der Körper in dieser ruhigen Bewegung, werden die Muskeln ohne große Anstrengung auf optimale Weise tonisiert, Verspannungen können sich lösen, mehr Sauerstoff wird aufgenommen. Automatisch wird das Qi in Bewegung gebracht und damit werden alle Körperfunktionen harmonisiert. Das wirkt sich entsprechend förderlich auf das Gemüt aus und begünstigt die innere Ruhe.

Zerstreut sich in einer Schock-Situation das Qi, wird es schwer, klare Gedanken zu fassen. Man ist selbst zerstreut und fühlt seinen Körper nicht mehr. Die Qigong-Übungen helfen mit dem Fokus auf die achtsame, langsame Bewegung, den Körper wieder besser zu spüren und sich wieder mehr auf sich selbst zu (kon-)zentrieren. Gleichzeitig wird es möglich, die Dinge aus größerer Distanz zu betrachten, wobei die gezielte Auswahl an Übungen unterstützen kann („Schiebe den Berg", „Kranich" – s. S. 188, 196).

Qigong-Übungen aus Übungsmethoden werden allgemein in immer derselben Abfolge geübt. So können Sie auch mein **ÜBUNGSPROGRAMM** nutzen. Der Vorteil von einer festen Übungsabfolge besteht darin, dass sie der Körper nach einigem Üben wie von allein praktizieren kann. Das aktive Denken darf pausieren. Die Aufmerksamkeit wird auf die Wahrnehmungen gelenkt, auf das Wahrnehmen und Beobachten, ohne zu bewerten. Auch die Achtsamkeit wird trainiert. Dieses Vertraute schafft Verlässlichkeit und Sicherheit im Tun, was in traumatisierenden Verlustsituationen, Lebenskrisen und bei bevorstehenden Entscheidungen von besonderer Bedeutung sein kann. Man kann immer tiefer in die Übungsabfolge einsteigen, immer genauer auf Einzelheiten achten oder feststellen, dass die Befindlichkeit heute eine andere ist als gestern, und sich auch auf diese Weise immer besser zentrieren, spüren und wahrnehmen.

Stärkend für die emotionale Verfassung sind zudem die mentalen Impulse, eine besondere Form der Lenkung der Vorstellungskraft, mit denen ich mein **ÜBUNGSPROGRAMM** gezielt erweitert habe. Das regelmäßige Wiederholen positiver Sätze beim Mitüben per Video mit Ausrichtung auf die eigene Stärke, Ruhe und Zuversicht aktiviert die Selbstregulierungskräfte auf besondere Weise.

Aus meiner eigenen Übungspraxis und Trauererfahrung heraus kann ich bestätigen, dass das Qigong diese Wirkungen in Veränderungs- und Abschiedsprozessen haben kann. Was mich zusätzlich motiviert hat, täglich zu einer bestimmten Zeit zu üben, war, dass ich dadurch in einer Phase des Schwankens und der Unsicherheit zumindest *eine* Struktur im Tagesablauf, *eine* Verlässlichkeit am Tag hatte. Da ich schon ausreichend Übungspraxis hatte, wusste ich, dass ich den Sturm aller Emotionen und Gedanken für einen Moment vor der Tür parken, mich in mir selbst in den Übungen sammeln und damit täglich gestärkt in die zu bewältigenden Aufgaben und Gefühle gehen konnte. Im Sinne des Priming tauchen Körper und Geist immer schneller in den Ruhe- und Sicherheitsmodus ein, als würde ich mit einem Schiff täglich meinen sicheren Hafen anlaufen. Ich bin Professor Jiao und meinen Qigong-Lehrern unendlich dankbar, dass ich diese effektive Methode erlernen durfte! Hatte ich auch einen gewaltigen Verlust zu verkraften, so hatte (und habe) ich doch das Qigong an meiner Seite, das mich täglich aufs Neue stärkt und beseelt.

Haben Sie nach einer Weile möglicherweise auch den Eindruck, Erfolge mit dem Qigong zu erzielen, können Sie sich auf die Schulter klopfen! Im Sinne der Selbstregulierung und Selbstbehauptung haben Sie wichtige Schritte gemacht und Ihr (neues) Leben, eine neue Lebensphase, selbst in die Hand genommen, was stärkend, stabilisierend und Zuversicht erzeugend wirken dürfte.

Wenn Sie noch nie Qigong praktiziert haben und daran großen Gefallen finden sollten, kommt noch ein Aspekt hinzu: Sie holen sich einen neuen Lebensinhalt in Ihren Alltag, den Sie nach Belieben vertiefen können, sowohl praktisch als auch theoretisch. Das kann sehr wertvoll und stärkend im Hinblick auf eine Verlustsituation sein.

Wann Sie Qigong nicht praktizieren sollten

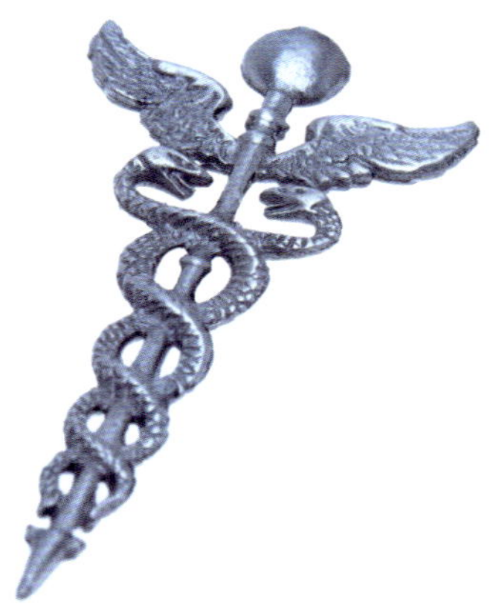

Kontraindikationen

Nur nach ärztlicher Rücksprache sollten Sie praktizieren, wenn bei Ihnen eine akute psychische Erkrankung diagnostiziert wurde. Das gilt insbesondere bei Psychosen.

Bei Psychosen handelt es sich um einen Symptomkomplex, wobei vor allem die Wahrnehmung und die Verarbeitung von Sinneseindrücken gestört sind. Da das Führen der Vorstellungskraft ein wichtiger Aspekt aller Qigong-Übungen ist, ist diesbezüglich eine mentale Gesundheit Voraussetzung.

Dagegen werden Depressionen und depressive Stimmungen in der TCM auch mit Qigong behandelt. Wenn Sie an einer Depression erkrankt waren und/oder sich mit Blick auf trauerbedingte depressive Zustände unsicher fühlen, sollten Sie ebenfalls ärztlichen Rat in Anspruch nehmen.

Leiden Sie aktuell an einer schweren bis lebensbedrohlichen Erkrankung, ist Qigong möglicherweise nicht angezeigt. Auch das lässt sich ärztlich klären. Erwähnen möchte ich an dieser Stelle noch einmal das Guolin-Qigong. Es wird Menschen mit einer Krebserkrankung nach westlicher medizinischer Erkenntnis als begleitende Behandlungsmethode empfohlen.

Auch eine bestimmte emotionale Grundhaltung kann nach Jiao kontraindiziert sein: Wer stets eine skeptische Grundstimmung hat, wer ein aufbrausendes Temperament hat und/oder immer extreme und radikale Ansichten vertritt, kommt wahrscheinlich mit den ruhigen Bewegungen und inneren Übungen nicht gut zurecht. Hier wären Übungssysteme mit mehr Bewegung angeraten.[40] Gleiches gilt für Menschen, die sich innerlich unruhig fühlen und mit dem Praktizieren der Übungen nur noch unruhiger werden.

Zu bedenken ist auch, dass Ihnen die Übungen Freude bereiten und Ihnen leichtfallen sollen. Haben Sie grundsätzlich Probleme mit dem Stehen oder leiden Sie an Schwindel, fallen die Übungen-in-Bewegung eher aus oder können nur im Sitzen praktiziert werden. Besser eignen sich möglicherweise Yoga-Übungen, die größtenteils am Boden praktiziert werden.

Ungünstige Umstände

Akute Instabilität der Gemütslage und extreme Müdigkeit

Sollten Sie sich kurz vor dem Üben zum Beispiel heftig geärgert haben oder aus anderem Grunde emotional aufgewühlt sein, ist das Üben von Qigong in diesem Moment nicht angezeigt. Hier gilt, wie bei den psychischen Störungen, dass das Bewahren und Lenken der Vorstellungskraft durch eine „mentale Schieflage" nicht gut praktiziert werden kann. Vergleichbares gilt in Momenten von extremer Müdigkeit.

Akute fiebrige Erkrankungen

Wenn Sie eine akute fiebrige Erkrankung haben und sich noch fit genug fühlen, um Qigong zu üben, lassen Sie die Übung aus. Mindestens bis in die Phase der Rekonvaleszenz sollten Sie pausieren.

Akute entzündliche Erkrankungen

Auch bei entzündlichen Erkrankungen sollten Sie mit dem Üben pausieren, bis Sie die Phase der Rekonvaleszenz erreicht haben.

Operationen und akute Verletzungen

In diesem Fall ist der Körper gerade mit Selbstheilungsprozessen beschäftigt. Üben Sie erst wieder, wenn Sie sich mental und körperlich ausgeglichen fühlen. Bestimmte körperliche Einschränkungen, die sich aus OPs oder Verletzungen ergeben, können im Anschluss an die Akutphase auch über einen langen Zeitraum beim Üben mit einbezogen werden, sofern achtsam geübt wird. Vielleicht werden einzelne Übungen ausgelassen oder statt im Stehen im Sitzen ausgeübt – oder im Stehen oder Sitzen nur gedacht. Die Energie folgt der Aufmerksamkeit.

Chronische Erkrankungen
Ein Üben bei chronischen Erkrankungen kann für Linderung sorgen oder sogar den Heilungsprozess wieder in Gang bringen. Sollten Sie sich unsicher oder beim Üben unwohl fühlen, sollten Sie ärztlichen oder heilpraktischen Rat suchen.

Ungünstige Wetterlagen
Ausgehend von der Vorstellung, dass alles mit allem verbunden ist, sind Sie als Übende:r auch mit der Umwelt verbunden. Daher sind extreme Wetterlagen wie Sturm, Hagel, Gewitter, große Hitze oder starker Nebel zum Üben ungünstig, egal, ob Sie drinnen oder draußen üben. In diesem Fall befindet sich zu viel unkontrolliertes Qi in der Luft, das den Übungserfolg negativ beeinträchtigt.

Übungen und Mahlzeiten
Qigong-Übungen sind weder bei knurrendem Magen noch bei Völlegefühl direkt nach einem reichhaltigen Essen nützlich. Nach dem Essen sollten 30–60 Minuten verstreichen, bevor Sie mit dem Üben beginnen. Umgekehrt sollten Sie direkt nach dem Üben nicht essen. Der Qi-Fluss wird sonst ungünstig beeinflusst.

Übungen und Badefreuden
Ähnliches gilt mit Blick auf morgendliches oder abendliches Duschen/Baden. Auch das eignet sich nicht direkt nach den Übungen. Insbesondere durch das fließende Wasser wird der durch das Üben aufgebaute Qi-Fluss gestört.

Unwohlsein beim Üben
Wenn sich irgendeine Form des Unwohlseins oder des Missempfindens einstellt oder Schmerzen auftreten, sollten Sie mit der Übung aufhören oder das Qigong ganz beenden. Wenn Sie sich unsicher sind, nehmen sie bitte ärztlichen oder heilpraktischen Rat in Anspruch. Qigong-Übungen sind so konzipiert, dass sie maximal verträglich und förderlich sind. Und doch haben wir Menschen unterschiedliche Konstitutionen, wir empfinden unterschiedlich und sind nicht gleichermaßen belastbar, sodass diese Regel auch die üblichen Ausnahmen beinhaltet.

Wenn Sie mit dem Üben in einem bestehenden oder für beendet erklärten Abschiedsprozess beginnen, kann es natürlich sein, dass Sie unerwartet eine große Traurigkeit empfinden. Dann hat das Qigong nicht die Traurigkeit produziert, sondern Sie haben durch die Bereitschaft, sich dem Abschiedsprozess über das Qigong zu widmen, Ihre vielleicht gut verschlossenen persönlichen Schleusen unbewusst geöffnet. Dann ist insbesondere wichtig, sehr achtsam mit sich selbst umzugehen, die Aufmerksamkeit noch stärker auf die positive Ausrichtung der Vorstellungskraft zu legen – oder auf die Übungen mit der Vorstellungskraft ganz zu verzichten und zunächst nur die Körperübungen zu praktizieren, mit der einzigen Vorstellung, dass das Üben alle Prozesse im Körper harmonisiert.

Sollte die Traurigkeit anhalten, sollten Sie sich, wie oben beschrieben, ärztlich beraten lassen und ggf. das Qigong aussetzen oder beenden.

Kapitel 6
Das Lehrsystem des Qigong Yangsheng von Prof. Jiao Guorui

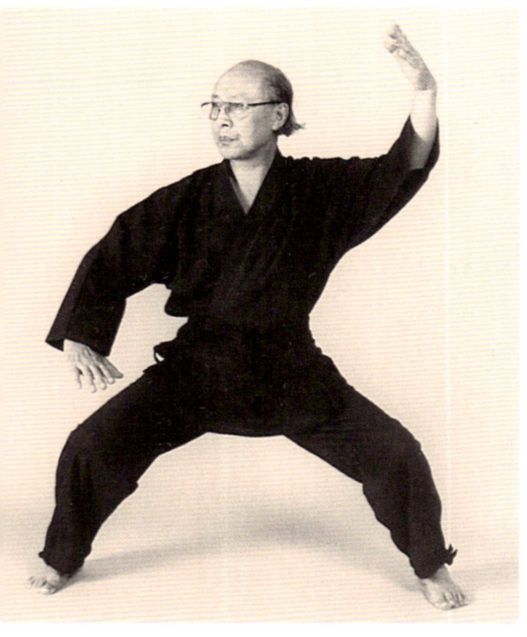

Die ausgewählten Übungen meines Programms entstammen dem Lehr- und Übungssystem des Qigong Yangsheng von Professor Jiao Guorui. Diese Übungen stellen für Anfänger:innen einen Einstieg in die Welt des Qigong dar. Sie können auch einzeln oder in anderer Reihenfolge geübt werden.

Prof. Jiao Guorui – Arzt und Meister

Jiao Guorui (1923–1997) war Sohn einer Ärztefamilie und wurde selbst Arzt für Traditionelle Chinesische Medizin in China. Im Alter von acht Jahren begann er mit Shaolin Gongfu und erlernte später bei drei sehr anerkannten Meistern Qigong. Motivation für das Erlernen des Qigong war für ihn auch, dass ihm alle bis dahin angewandten Methoden der TCM keine Heilung in Bezug auf eine Erkrankung gebracht hatten und er dies nun mit Qigong versuchte, was auch gelang. Entsprechend vertiefte er seine Kenntnisse und Erfahrungen in Theorie und Praxis. Dazu gehörten auch das Studium der klassischen Literatur Chinas rund um das Qigong und seine Erfahrungen aus seiner ärztlichen Praxis. Aus diesen Kenntnissen entwickelte er sein Übungssystem Qigong Yangsheng und widmete sich der Forschung in Bezug auf die Wirkungen von Qigong, auch mit Blick auf die Anwendung der Übungen in der TCM. Er wurde Professor an der Akademie für TCM in Peking und gründete dort das erste wissenschaftliche Institut zur Erforschung der gesundheitsfördernden Übungen des Qigong. Dadurch förderte er den wissenschaftlichen Austausch über Qigong in China und später auch mit dem Ausland. Jiao war nicht nur Meister des Qigong und des Shaolin Gongfu, sondern auch Meister der Kalligrafie und schrieb Gedichte.

1988 kam Jiao zu einer zweimonatigen Forschungsreise nach Deutschland. Er hielt Vorträge und demonstrierte die Übungen seines Qigong Yangsheng an den Universitäten in Köln, Bonn und Mainz mit Schwerpunkt Sport oder Sportmedizin. Zu diesem Zeitpunkt hatte er schon ca. 30 Jahre Erfahrung in der Anwendung des Qigong mit Chines:innen. Nun wollte er in Erfahrung bringen, ob es trotz aller Unterschiede eine „transkulturelle Übertragbarkeit“ gibt. Er stellte fest, dass Qigong bei den Deutschen dieselben Wirkungen zeigte wie bei den Chines:innen. Er erklärte dies 1988 folgendermaßen: „Obwohl es große Unterschiede zwischen den medizinischen Traditionen und Kulturen unserer Völker gibt, obwohl wir uns in Temperament und Mentalität unterscheiden, gibt es doch auch Gemeinsamkeiten, die allen Menschen zu eigen sind. Das Grundprinzip menschlichen Lebens ist gleich. Die Therapie durch die Selbst-Übungen des Qigong baut auf den Naturgesetzmäßigkeiten des menschlichen Organismus und seiner geistigen Fähigkeiten auf. Dies erklärt meine Beobachtung, dass die Übenden in Deutschland die gleichen Probleme, Erfahrungen und Wirkungen beschrieben wie meine Schüler und Patienten in China … Aus den Ergebnissen meines Forschungsaufenthalts ziehe ich den Schluss, dass die Übungen des Qigong auch in westlichen Ländern von großem Nutzen im Rahmen der präventiven und kurativen Medizin sowie in der Rehabilitation sein werden.“[41]

In Deutschland wurde 1991 die Medizinische Gesellschaft für Qigong Yangsheng e.V. gegründet. Der Verein organisierte den intensiven Austausch über Seminare und Vorträge mit Jiao in Deutschland sowie Gegenbesuche in China. Dieser Kontakt blieb bis zu Jiaos Tod 1997 erhalten. Einige seiner Veröffentlichungen wurden in den 1990er-Jahren in die deutsche Sprache übersetzt. Dank dieser detailreichen Lehrmaterialien (Texte mit historischem Bezug und Quellenangaben, Hintergrundwissen aus der TCM und vielen spezifischen Hinweisen pro Übung, Foto-Reihen zu den Übungen und auch einige Filme) ist es möglich, das Wesen seines Qigong Yangsheng in Theorie und Praxis auch heute noch zu erlernen und weiterzugeben.

Lehrsystem Qigong Yangsheng

Anders als andere Meister legte Jiao keinen Wert darauf, seinen adaptierten Methoden neue Namen zu geben. Er stellte einige bereits vorhandene Klassiker des Qigong zusammen, die im Schwierigkeitsgrad variieren und insgesamt eine gesundheitsfördernde Wirkung haben.

Wichtig war ihm dabei vor allem die heilkundliche Betrachtung jeder einzelnen Methode, jeder Übung, ja sogar jeder Bewegung, um das Qigong in der TCM ganz individuell anwenden zu können. Umgekehrt sind die ausgewählten Übungsmethoden in sich so umfassend und abgerundet, dass jede einzelne in der Anwendung immer auch gesundheitsfördernd wirkt, (fast) egal, wer übt.

Mit *Yangsheng* ist, wie schon dargelegt, die Pflege des Lebens gemeint. Es geht also nicht nur um das Angebot an gesundheitsfördernden Körperübungen durch das Qigong, sondern diese sind in ein größeres Ganzes eingebettet. Es geht hierbei um eine ganzheitliche Ausrichtung des Lebens auch mit Blick auf Ernährung, Achtsamkeit und Wertevorstellungen, Berücksichtigung der Jahres- und Tagesverläufe und „geistige Ernährung" durch die Beschäftigung mit Philosophie, Kunst und Kultur.

Einfache, effektive Übungen für (fast) alle

Jiao war wichtig, dass Menschen mit unterschiedlichen Vorkenntnissen und körperlichen Fähigkeiten, gesund oder krank, imstande sein sollten, ausgewogen zu üben. Zusätzlich konnten sie eine Anleitung für Verhaltensänderungen im Alltagsleben erhalten. Wichtig waren für ihn Einfachheit, Wirksamkeit, Sicherheit und Verlässlichkeit jeder Übung.

Obwohl sich Jiao an klassischen Übungsmethoden orientierte, passte er diese an die Bedürfnisse der unterschiedlichen Anwender:innen/Patient:innen an. Jede Übung-in-Bewegung, die üblicherweise im Stehen oder von Fortgeschrittenen auch im Gehen praktiziert wird, kann im Krankheitsfall im Sitzen oder sogar im Liegen geübt werden, wenn auch mit ggf. kleinen Abwandlungen. Übungen-in-Ruhe können entsprechend nicht nur im Sitzen, sondern auch im Liegen angewendet werden. Ruhe und Bewegung können unterschiedlich intensiv geübt werden. Gleiches gilt für die Intensität der Vorstellungskraft. Von Anfänger:innen zu Fortgeschrittenen gibt es ein Steigerungspotenzial. Dadurch werden Anfänger:innen nicht gleich durch den perfekt anmutenden Stil von Meistern eingeschüchtert, sondern können sehr schnell sehr positive Erfahrungen auf ihrem eigenen Fähigkeitslevel machen. Und für Ambitionierte bleibt viel Luft nach oben, um die Fähigkeiten stetig zu verbessern oder den Schwierigkeitsgrad zu erhöhen.

Auch zu diesem Grundprinzip des Qigong Yangsheng möchte ich Jiao zitieren:

„Die Anweisung, wie eine Qigong-Übung auszuführen ist, ist der große Rahmen. Innerhalb dieses Rahmens gibt es immer kleine Variationen und Korrekturen. Die feinen Unterschiede ergeben sich aus den individuellen Gegebenheiten des Menschen (physiologische Besonderheiten, pathologische Prozesse, unterschiedliche Reaktionsweise des Nervensystems). Die kleinen Variationen und Korrekturen sind eine Feinabstimmung, die über den Effekt der Übung entscheidet. Die Feinabstimmung ereignet sich innen, als innere Bewegung. Sie ist von außen nicht sichtbar, aber innerlich fühlbar. Als Anfänger ahmt man nur die Haltung des Lehrers nach, später reguliert sich der Körper selbst von innen heraus. Die richtige Haltung und Form entsteht innen und projiziert sich nach außen. Das Prinzip des Menschen ist gleichbleibend, seine Bedingungen sind variabel. Alles hat sein festes Prinzip und seine flexible Seite. Ebenso haben Qigong-Übungen ein festes Prinzip und eine Variabilität. Die Kunst in der Praxis des Qigong ist die Kombination von Prinzip und Flexibilität.“[42]

Schlüsselpunkte

Neben dem oben genannten Grundprinzip des Qigong Yangsheng gibt es weitere Prinzipien, die beim Üben immer zu beachten sind. Jiao nennt sie „Schlüsselpunkte“:

Entspannung
Die Entspannung bezieht sich auf Körper und Geist. Mit Entspannung ist nicht Schlaffheit gemeint, sondern eine gewisse Festigkeit in der Entspannung. Da im Alltag die Anspannung überwiegt, betont man im Qigong die Entspannung.

Damit sich die Entspannung voll entfalten kann, bedarf es gleichzeitig der Ruhe. Ruhe und Entspannung unterstützen sich gegenseitig.

Ruhe
Mit Ruhe ist die geistige Ruhe während des Übens gemeint. Ruhe ist nicht Stillstand, denn in unserem Leben, im Universum ist immer alles in Bewegung. Der Geist begibt sich in einem besonderen Wachzustand in die Ruhe, um dem Gehirn Regenerationszeit zu geben. Damit ist gemeint, dass die im Allgemeinen unwillkürlich durch den Geist ziehenden regen Gedanken (auch als „wilde Horde Affen“ bezeichnet) entweder nur beobachtet werden, ohne etwas hinzuzutun oder zu bewerten, oder dass diese diffusen Gedanken kontrolliert werden, indem der Fokus der Aufmerksamkeit gelenkt wird: So kann die Atmung beobachtet werden, der Luftstrom, das Geräusch, das Gefühl, das mit dem Atmen verbunden ist, oder die Bewegung im Körper durch die Atembewegung. Wie der Atem gezielt durch den Körper geführt werden kann, so kann auch die Aufmerksamkeit durch den Körper wandern und an bestimmten (Akupunktur-)Punkten verweilen. Die Gedanken werden auch kontrolliert, wenn z. B. die Flamme einer Kerze fokussiert wird. Aufkommende Gedanken können ggf. freundlich auf eine imaginierte Wolke gesetzt werden und dürfen weiterziehen.

Das Eintreten in die Ruhe setzt eine gewisse entspannte Grundhaltung voraus. Setzt Ruhe ein, verstärkt sich die Entspannung, vertieft sich wiederum die Ruhe.

Natürlichkeit

Zwar bleibt Anfänger:innen nichts anderes übrig, als zu Beginn den:die Lehrer:in zu kopieren (Wie sollte man sonst die Übung erlernen?), doch ist es auch Aufgabe der Schüler:innen, den individuellen Eigenheiten achtsam ihren Platz zu geben. Innerliche und äußerliche Korrekturen, die man entweder selbst vornimmt oder als Impuls vom:von der Lehrer:in erhält, sind also geradezu erwünscht, auch wenn man sich schon längst zu den Fortgeschrittenen zählt! Die innerlichen Korrekturen folgen dabei dem individuellen Qi-Fluss, der im Laufe der Zeit bei ausreichend Schulung der Achtsamkeit intuitiv zu kleinsten Korrekturen führen wird. Je natürlicher die Übungen praktiziert werden, desto größer wird der Effekt im Sinne der Gesundheitsförderung sein.

Ein Beispiel: Die Atmung ist ein wichtiger Faktor im Qigong. Wer lange übt, hat eine tiefe Atmung. Wäre es daher nicht nützlich, als Anfänger:in gleich mit tiefem Ein- und Ausatmen zu starten? Nein, weil sich diese Art der Atmung noch gar nicht entwickeln konnte. Versuche ich, ad hoc tief einzuatmen, wird sich automatisch meine Muskulatur verkrampfen, was den Qi-Fluss blockiert. Deshalb soll man zu Beginn der Übungen überhaupt nicht auf die Atmung achten. Im Zuge der rhythmischen, ruhigen Bewegung passt sich der Atem von allein an, wird, frei fließend, von allein tiefer. Dann stellt sich auch der gewünschte Effekt ein.

Vorstellungskraft und Qi folgen einander

Diese Feststellung hat umfassende Bedeutung. Sie ist ebenso in der Psychologie bekannt und konnte auch in der Quantenphysik bestätigt werden. Werner Heisenberg hat dazu geforscht und soll 1932 diese Theorie „Die Energie folgt der Aufmerksamkeit" genannt haben. MBSR, NLP und die Hypno-Therapie nach Dr. Gunther Schmidt, zu der auch die erwähnte „Problem-Lösungs-Gymnastik" gehört, um nur einige Therapiemethoden zu nennen, nutzen das Wissen um diesen Aspekt ebenfalls (s. Kapitel „Körper und Vorstellungskraft in Psychologie, Psychotherapie und Coaching", S. 108).

Dort, wo wir unsere Aufmerksamkeit hinlenken, sind auch Körperreaktionen möglich.

Zwei Beispiele:

» Stellen Sie sich eine Zitrone vor … Schneiden Sie sie in Gedanken auf … Pressen Sie die gelbe, saftige Zitrone in Gedanken aus … Hören Sie das Tropfen des Saftes beim Auspressen … Riechen Sie den typischen Geruch frischer Zitronen … Stellen Sie sich vor, gleich den sauren Zitronensaft zu trinken …
  Was passiert? Ohne mit der Säure des Zitronensafts in Kontakt zu kommen, wurde Ihre Energie so gelenkt, dass sich ziemlich sicher der Mundraum zusammenzieht, um schnell Speichel zu erzeugen.
» Erinnern Sie sich an einen Traum, in dem Sie gerannt sind, vielleicht verfolgt wurden … Irgendwann wachen Sie auf …
  Was ist auffällig? Neben der Tatsache, dass Sie vermutlich vom „Rennen" nassgeschwitzt sind, geht Ihre Atmung deutlich schneller, Ihr Puls rast. Im entspanntesten aller möglichen Momente, im Liegen im Schlaf, tut Ihr Körper so, als wären Sie tatsächlich gerannt.

Es ist also mit der „Vorstellungskraft", wie Jiao es nennt, möglich, Körperreaktionen zu beeinflussen. Und das passiert im Qigong mit dem Leiten des Qi über die Vorstellungskraft. Egal, wie konkret unser Gefühl oder unsere Vorstellung von Qi ist, es ist möglich, sich vorzustellen, dass Energie, das Qi, z.B. in Form der Atmung, an eine bestimmte Stelle gelenkt wird. Auch nach westlicher wissenschaftlicher Expertise wird demnach die Energie ihren Weg dorthin finden.

Im Qigong werden nicht umsonst die Übungen gern mit bildhaften Namen versehen, z.B. „Schiebe den Berg mit beiden Händen", „Den Bogen spannen, als wollte man einen großen Vogel schießen" oder „Der Tiger zeigt seine Macht". Wie Sie schon im Kapitel „Körper und Vorstellungskraft in Psychologie, Psychotherapie und Coaching" (S. 108) erfahren konnten, werden Bilder im ältesten Teil unseres Gehirns verarbeitet, dem Stammhirn. Vom Stammhirn aus werden vor allem die Körperfunktionen (Stoffwechsel, Atmung, Instinkte) geregelt, die Sinnesorgane „verwaltet" und emotionale Regungen in Gefühle umgewandelt.

Erinnerungen über Sinnesorgane, v.a. das Sehen und Riechen, oder auch über Gefühle (meist in Verbindung mit Sinnesorganen) werden oft deutlich nachhaltiger gespeichert als über das reine Denken, das im Großhirn angesiedelt ist. Bildhafte Übungsbezeichnungen sind also von großer Bedeutung, um den Übungseffekt zu steigern.

„Schiebe den Berg ...“ – Was macht Ihre Vorstellungskraft da? Haben Sie womöglich das Bild, mit leicht nach vorn gebeugtem Körper und angehobenen Armen Ihre Hände gegen einen Felsen zu drücken und eine nach vorn/oben schiebende Kraft aufzubauen? Vielleicht so ähnlich, als würden Sie ein Auto anschieben? Was machen die Beine? Sind sie vielleicht hintereinander positioniert, damit in den Armen mit dem Gegendruck der Beine eine optimale Kraft entfaltet werden kann? Spannen sich die Muskeln im Rücken und in den Oberschenkeln dabei an? Wird der Kontakt zum Boden fester?

Beim regelmäßigen Üben vertiefen sich Wahrnehmung und Effekt der einzelnen Bewegungselemente. Die Vorstellungskraft wird mit Atem und Bewegung in Einklang gebracht. Außerdem kann es eine Art Rückverstärkung dieser Effekte im Üben geben, zum Beispiel, wenn ich mir vom Qigong verspreche, durch das Üben zu mehr innerer Ruhe zu gelangen. Die Energie, das Qi, folgt der Aufmerksamkeit: Der Nährboden für innere Ruhe steht durch meine Vorstellung bereits bereit. Durch die langsamen Übungen des Qigong entspannt sich mein Körper, beruhigt sich die Atmung, wird mein Geist leerer, sodass ich mich innerlich ruhiger (und bewusst oder unbewusst) bestätigt fühle. Beim nächsten Üben „wissen“ Körper und Geist schon, dass sich in den Übungen mehr innere Ruhe einstellen wird, was mich noch leichter noch tiefer atmen lässt, und damit wird wiederum leichter der Zustand innerer Ruhe erzeugt. Dieser Effekt kann sich von Mal zu Mal verstärken. Je häufiger ich übe und in innerer Ruhe bestimmten Vorstellungen folge, desto feiner wird meine Wahrnehmung, desto leichter wird es, das Qi zu leiten, der Vorstellungskraft zu folgen und das Gefühl der inneren Ruhe zu kultivieren (vgl. hierzu auch das Prinzip des „Primings“, Kapitel „Körper und Vorstellungskraft in Psychologie, Psychotherapie und Coaching“, S. 108).

Bewegung und Ruhe gehören zusammen

Ruhe ist, wie oben beschrieben, weder Starrheit noch die Abwesenheit von Bewegung. Auch in einer Ruhehaltung laufen im Körper diverse lebensnotwendige Bewegungen ab. Mit Qigong sollen die physiologischen Funktionen (die in Bewegung ablaufen) im Körper gefördert werden. Es sind diese feinen inneren Bewegungen des Körpers, die aktiviert werden sollen, wofür auf die äußeren Bewegungen des Körpers und der Extremitäten zurückgegriffen wird. Die inneren Bewegungen (zu denen maßgeblich der Qi-Fluss gehört) können nur harmonisch ablaufen, wenn gleichzeitig innere Ruhe herrscht.

Deshalb unterscheidet Jiao zwar Übungen-in-Ruhe und Übungen-in-Bewegung, legt aber großen Wert auf die Feststellung, dass auch hier jeweils beides, Ruhe und Bewegung, in unterschiedlicher Qualität anzutreffen ist und in Einklang gebracht werden soll.

Bei den Übungen-in-Ruhe liegt der Schwerpunkt auf dem Üben von äußerer Ruhe und innerer Bewegung, z. B. wenn die Vorstellungskraft durch den Körper wandert. Man sitzt z. B. beim Meditieren nicht einfach da, sondern geht bestimmten Aufgaben nach.

Bei den Übungen-in-Bewegung liegt der Schwerpunkt in der äußeren Bewegung und in innerer Ruhe. Obwohl sich der Körper bewegt, sucht der Geist nach Ruhe.

Oben „leer", unten „fest"

Jiao zitiert dieses Übungsprinzip auf folgende Weise: „Oben leer, unten fest; das Qi sinkt ins Dantian, das Qi kehrt zu seiner Quelle zurück; der Atem kehrt zu seiner Wurzel zurück."[43]

- » Mit „oben" ist der Bereich oberhalb des Bauchnabels (bzw. oberhalb des unteren Dantian) gemeint,
- » mit „unten" ist der Bereich unterhalb des Bauchnabels gemeint.
- » Wenn „unten fest" ist, dann ist der Bauch fest, die unteren Extremitäten sind von einer inneren Festigkeit und leicht schraubenden Kraft.
- » Wenn „oben leer" ist, dann sind Brustkorb und Kopf leicht, die Arme fühlen sich elastisch an und die Vorstellungskraft ist die von innerer Leichtigkeit und Beweglichkeit.

Ein schönes Bild hierzu ist der Blick auf einen Baum, in Asien ist das traditionell die Kiefer (wie z. B. auch in der Pfahlhaltung „Stehen wie eine Kiefer“, s. S. 172): Der Stamm („unten“) ist fest, stabil und gut im Erdboden verwurzelt. Er trägt die Krone des Baumes. Diese Krone („oben“) ist flexibel und leicht, sodass sie auch starken Wind gut durchlassen kann, ohne Schaden zu nehmen. Denn ein starrer Ast bricht leichter als ein beweglicher.

Wer mit seiner Aufmerksamkeit (und damit auch dem Qi, denn das folgt ja der Aufmerksamkeit) viel in der oberen Körperhälfte zu Hause ist, erzeugt den umgekehrten Effekt, „obere Fülle, untere Leere“, und bereitet damit den Boden für eine Vielzahl von Erkrankungen, wie Bluthochdruck, Herzprobleme oder Tinnitus. Bei älteren Menschen ist dieser Effekt häufig anzutreffen. Nun sind die Hände, der Großteil unserer Sinnesorgane und unser Denken in der oberen Körperhälfte angesiedelt. Wenn also die Erfahrung lehrt, dass wir täglich viel Aufmerksamkeit im Oben haben, dann gilt es ebenso täglich, die Gegenbewegung durch Qigong (oder Ähnliches) zu praktizieren, nämlich das Qi wieder nach unten, möglichst ins untere Dantian oder zum unteren Erwärmer (den Bereich des Unterbauchs und der Nieren), zu führen.

Im Qigong Yangsheng überwiegen die Übungen mit einer deutlichen Lenkung des Qi nach unten. Das ist auch deshalb so bedeutend, weil „unten“, im Bereich der Nieren, auch das sogenannte „primäre Qi“ angesiedelt ist, das zum vorgeburtlichen Qi gehört (s. Kapitel „Qi – mehr als Energie“, S. 55). Das „primäre Qi“ wird uns von unseren Eltern mitgegeben und verbraucht sich im Laufe des Lebens. Je mehr wir im „Oben“ sind, desto schneller verbraucht es sich. Es ist also erstens wichtig, das Qi zum Erhalt des „primären Qi“ nach unten zu führen, und zweitens, dieses „primäre Qi“ durch tiefe Atmung und gesunde Nahrung (das „erworbene Qi“) selbst gut zu nähren.

In den Übungen wird daher die Vorstellungskraft auf das untere Dantian gelenkt, vor allem auf das vordere (untere) Dantian auf Bauchnabelhöhe bzw. den Akupunkturpunkt *Qihai*, der ca. 3 cm unterhalb des Nabels unter der Haut liegt, oder auf das mittlere (untere) Dantian, etwa auf Bauchnabelhöhe, aber ca. 6 cm im Körperinneren gelegen. Wenn man gleichzeitig diese untere Festigkeit in Gedanken bewahrt, ergibt sich die obere Leichtigkeit von allein.

Anpassung des Übungsniveaus

Hier gilt als oberstes Gebot: „Das Maß wahren." Gerade in unserer modernen westlichen Welt fällt es oft nicht leicht, sich auf die eigene Intuition zu verlassen. Eine konkrete Übung in einer bestimmten Anzahl von Wiederholungen, am besten mit maximaler Kraft bis zur Erschöpfung zu praktizieren ist leichter, als nach innen zu spüren, wo die persönlichen Grenzen zwischen „zu viel" und „zu wenig" sind. Aber das macht das Qigong-Üben aus: Die eigene Achtsamkeit verbessern, um die Gesundheit ganzheitlich zu fördern.

So soll die Vorstellungskraft die Übungen wie ein Dirigent anleiten. Jiao erklärt aber, dass die Vorstellungskraft nur beachtet werden soll, ohne sie besonders zu betonen.

Die Atmung soll locker und natürlich sein, ebenso die Körperhaltung und die Kleidung. Individuelle Nuancen in der Körperhaltung, die sich intuitiv ergeben, sind ausdrücklich erwünscht.

Das Übungsniveau ist auch von der allgemeinen Konstitution des:der Übenden und von der Übungserfahrung abhängig. Qigong-Übungen sollen nicht erschöpfen, körperliche Kraft und geistige Klarheit sollen nach den Übungen noch vorhanden sein oder sich sogar vermehrt haben.

Die Übungsdauer ist den individuellen Möglichkeiten anzupassen. Um alle gesundheitsfördernden oder gar heilenden Aspekte des Qigong zu nutzen, ist tägliches Üben angeraten (mindestens einmal, zwei- bis dreimal sind, je nachdem, was erreicht werden soll, möglich). Aber auch hier gilt es, das Maß zu wahren. Wenn derart häufiges Üben nicht in den Alltag passt, dann ist diejenige Übungsfrequenz zu suchen, mit der das Üben längerfristig praktiziert werden kann. Dann gilt die Maxime: besser weniger als gar nicht.

Die Mindestdauer pro Übungseinheit setzt Jiao mit 15 Minuten an, wobei die Übungen-in-Ruhe tendenziell etwas länger ausfallen dürfen als die Übungen-in-Bewegung. Wer intensiv üben möchte und kann, sollte nicht länger als zwei Stunden pro Einheit üben.

Schritt für Schritt üben

Will man sich eine Qigong-Übung oder -Methode erarbeiten, ist es wichtig, sich zuerst den groben Übungsablauf einzuprägen. Nachahmen ist dazu absolut erlaubt! Wenn man diesen Ablauf verinnerlicht hat und weiß, wann welche Hand, welches Bein wohin versetzt wird, wann die Hüfte gedreht oder das Gewicht verlagert wird, kann man sich langsam mit vertiefenden Inhalten beschäftigen. Was macht meine Atmung? Gibt es einen bestimmten Atemrhythmus? Welche drückenden, ziehenden Kräfte kann ich wahrnehmen oder produzieren? Wie fühlt sich die Gewichtsverlagerung an? Wann fühle ich mich bei aller Bewegung stabil im Zentrum? Welche Vorstellungskraft kann ich mit einer Bewegung verbinden?

Jiao hat die Übungen dazu absichtlich gestaffelt und so angelegt, dass auch Anfänger:innen sofort Übungserfolge erzielen können. Dazu ist es allerdings trotzdem erforderlich, sowohl gewissenhaft als auch kontinuierlich zu üben.

Möchte man die Übungen vertiefen oder verfeinern, kann man nach Jiao folgendermaßen vorgehen: „Man achtet auf die Vollständigkeit der Körperhaltung, den Einklang zwischen Körper und Geist, die Harmonie der Bewegungen, auf Stabilität und Flexibilität, auf die Richtigkeit der Vorstellungen sowie auf die Richtung und das Maß von Vorstellung und Kraft. Versucht man, am Anfang zu viele Inhalte in einer Übung zu praktizieren, so gerät man leicht in Verwirrung. Vor allem wäre ein solches Vorgehen keinesfalls dazu geeignet, in die geistige Ruhe zu kommen, die für die Wirkung des Qigong maßgebend ist.“[44]

Basisaspekte der Achtsamkeit jeder Übung

Neben den Schlüsselpunkten, die beim Üben immer zu berücksichtigen sind (und in gewisser Weise auch als Alltagsregeln genutzt werden können), gibt es die sogenannten „Basisaspekte der Achtsamkeit“. Jiao hat davon mindestens 14 zusammengetragen, wovon ich den Großteil nachfolgend beschreibe. Jiao meint mit diesen Basisaspekten bestimmte Haltungen, innere Bewegungsrichtungen und die Lenkung der Aufmerksamkeit, die für fast alle Übungen und auch im Alltagsleben Anwendung finden. Qigong ist also auch eine Haltungsschule.

Basisaspekte der Achtsamkeit nach Jiao

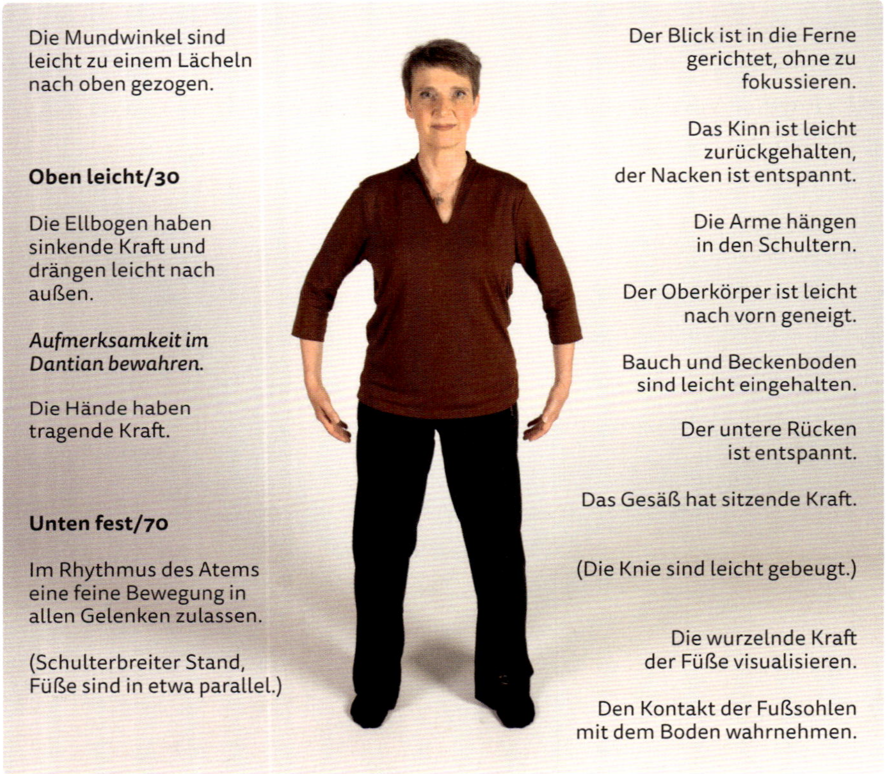

Die Mundwinkel sind leicht zu einem Lächeln nach oben gezogen.

Oben leicht/30

Die Ellbogen haben sinkende Kraft und drängen leicht nach außen.

Aufmerksamkeit im Dantian bewahren.

Die Hände haben tragende Kraft.

Unten fest/70

Im Rhythmus des Atems eine feine Bewegung in allen Gelenken zulassen.

(Schulterbreiter Stand, Füße sind in etwa parallel.)

Der Blick ist in die Ferne gerichtet, ohne zu fokussieren.

Das Kinn ist leicht zurückgehalten, der Nacken ist entspannt.

Die Arme hängen in den Schultern.

Der Oberkörper ist leicht nach vorn geneigt.

Bauch und Beckenboden sind leicht eingehalten.

Der untere Rücken ist entspannt.

Das Gesäß hat sitzende Kraft.

(Die Knie sind leicht gebeugt.)

Die wurzelnde Kraft der Füße visualisieren.

Den Kontakt der Fußsohlen mit dem Boden wahrnehmen.

Die Basisaspekte der Achtsamkeit im Einzelnen (von unten nach oben, wie es auch in den Übungen praktiziert wird):

» ***Den Kontakt der Fußsohlen mit dem Boden wahrnehmen.***
Die Füße sollten an allen Stellen, die den Boden berühren, einen gleichmäßigen Kontakt mit dem Boden haben. Die Belastung darf sich minimal zu den Ballen hin verlagern.

» ***Die wurzelnde Kraft der Füße visualisieren.***
Damit die Füße gut wurzeln können, konzentrieren Sie sich darauf, mit jedem Atemzug immer mehr Spannungen im Körper loszulassen, mit dem

Gefühl, dadurch noch schwerer zu werden, also sich noch besser zu verwurzeln. Die „Wurzeln“ setzen ungefähr hinter den Ballen mittig an (am Akupunkturpunkt *Niere 1*, s. Abb. auf S. 51). Man kann die eigenen Wurzeln bis tief in die Erde visualisieren.

» ***Im Rhythmus des Atems eine feine Bewegung in allen Gelenken zulassen.*** Obwohl die Übung als Pfahlhaltung kaum nach Bewegung aussieht, besteht die große Aufgabe darin, trotz dieser im Außen erscheinenden Bewegungslosigkeit alle Gelenke beweglich zu halten, damit das Qi frei fließen kann. Die Atembewegung ist immer da, der Brustkorb hebt und senkt sich. Diese Bewegung kann man aufnehmen, was auch zu einem leichten Steigen und Sinken des Körpers mit der Ein- und Ausatmung führt (Durchlässigkeit v. a. in den Hüften und Knien). Zudem weitet sich der Brustkorb, sodass es auch ein wahrnehmbares, feines Öffnen und Schließen insbesondere an Schultern und Armen geben kann.

» ***Das Gesäß hat sitzende Kraft, der untere Rücken ist entspannt.*** Wenn das Gesäß sinkt, als wollte man sich hinsetzen, kippt automatisch das Becken nach vorne und die Knie sind leicht gebeugt. Das Hinsetzen geht umso besser, je entspannter der untere Rücken ist. Für Hohlkreuz-Kandidat:innen ist dies eine hervorragende Übung. In dieser Haltung funktioniert das Wurzeln der Füße auch gleich viel besser.

» ***Bauch und Beckenboden sind leicht eingehalten.*** Diese Haltung sollte auch im Alltag eine Grundhaltung sein, als Prävention gegen verschiedenste Zivilisationskrankheiten. Wer mag, kann die Spannung im Beckenboden mit der Ausatmung immer leicht nachregulieren.

» ***Der Oberkörper ist leicht nach vorne geneigt.*** Auch diese Haltung unterstützt die oben genannten Haltungen in ihrer Wirkung. Sie verhindert, dass man das Gleichgewicht nach hinten verliert, wenn das Becken nach vorn kippt, und macht agil in alle Bewegungsrichtungen.

Diese Basisaspekte fördern einen sicheren Stand und einen guten Kontakt zum Boden. Der Muskeltonus in den Beinen wird gestärkt, gleichzeitig wird die Lendenwirbelsäule entlastet.

- » ***Die Arme hängen in den Schultern.***
  Die Schultern befinden sich möglichst weit von den Ohren entfernt, indem die Arme eine nach unten ziehende Kraft haben. Dieser Aspekt ist für all jene Menschen nützlich, die ihre Schultern in Stress- oder anderen Situationen gern nach oben ziehen.
- » ***Die Ellbogen haben sinkende Kraft und drängen leicht nach außen.***
  Die Vorstellung der sinkenden Schultern wird mit den sinkenden Ellbogen noch verstärkt. Außerdem bekommen die Arme eine Form: Durch die nach außen drängenden Ellbogen werden sie rund oder bogenförmig, die Achseln werden „leer".
- » ***Die Hände haben tragende Kraft, bis in die Fingerspitzen.***
  Das heißt, die von den Schultern bis zu den Händen aufgebaute Kraftidee setzt sich bis in die Fingerspitzen fort, als würde man mit den vorderen Fingergelenken etwas tragen bzw. in dieser Haltung mit einer Kraftidee die Fingerkuppen nach innen schieben bzw. wieder nach außen drücken.

Diese drei Achtsamkeitspunkte fördern die aufrechte Haltung, den Aufbau einer Grundspannung in Oberkörper und Armen sowie die Durchlässigkeit für Qi und „Blut". Die Meridiane im Schultergürtel werden aktiviert, der obere Brustkorb wird geweitet und stabilisiert.

- » ***Das Kinn ist leicht zurückgehalten, der Nacken ist entspannt.***
  Hiermit wird das Bestreben nach einer aufrechten Haltung fortgesetzt. Das Kinn wird etwas zurückgeschoben. Mit dem entspannten Nacken kann die Vorstellung einhergehen, jemand würde hinten am Schopf nach oben ziehen, wodurch die Wirbel mehr Abstand zueinander bekommen.
- » ***Die Mundwinkel sind leicht zu einem Lächeln nach oben gezogen.***
  Dieser Aspekt gehört streng genommen nicht zu den Basisaspekten von Jiao, hat sich aber in meiner Übungspraxis bewährt. Wissenschaftlich ist nachgewiesen, dass auch hier der Satz „Die Energie folgt der Aufmerksamkeit" gilt, denn das Gehirn kann nicht unterscheiden, ob die Mundwinkel oben sind, weil die Gemütslage es hergibt oder weil der Körper diesen Zustand bewusst physisch hergestellt hat. Aus der Erfahrung meint das

Gehirn zu wissen, dass hochgezogene Mundwinkel mit Frohsinn zu tun haben. Also schüttet es Glückshormone aus, wie z. B. Dopamin, Serotonin oder Endorphine. Gerade in Krisenzeiten oder in Veränderungs- und Abschiedsprozessen ist es sehr nützlich, dem Körper diese Stoffe zur Verfügung zu stellen, um die Gemütslage etwas aufzuhellen.

» ***Der Blick ist in die Ferne gerichtet, ohne zu fokussieren.***
Der Kopf setzt ebenfalls die aufrechte Haltung fort. Die Aufmerksamkeit ist mehr nach innen als nach außen gerichtet. Die Augen können leicht geöffnet sein (ohne zu fokussieren) oder auch geschlossen.

» ***Die Aufmerksamkeit wandert von der Stirn ins untere Dantian.***
Die intellektuelle Aufmerksamkeit (und damit die Bewegung des Qi) wird nun, nachdem der gesamte Körper wach und in einer guten Haltung ist, zum unteren Dantian gelenkt. Hier kann die Aufmerksamkeit wie in einer Schale Platz nehmen. Mein Lehrer Ernst-Michael Beck nennt es „sich dort fühlen". Gedacht ist, dass man nicht in Gedanken von oben wie durch eine Kamera hinunter zum unteren Dantian schaut, sondern dass die Aufmerksamkeit wie ein Tropfen an einem dünnen Faden, der langsam hinuntergleitet, durch die Mitte des Körpers hinunter zum unteren Dantian wandert, um von dort aus die Übungen zu erleben.

» ***Unten 70, oben 30.***
Der Unterkörper ist fest und stabil, der Oberkörper ist leicht und beweglich. Verbleibt die Aufmerksamkeit im unteren Dantian, können die übrigen 30 % den Rest der Übung betrachten oder formen.

Die Aufmerksamkeit wird während der Übungen zur Position der Körperteile, zur Kraftidee und in ihre Kraftrichtung oder zur allgemeinen Vorstellungskraft gelenkt. Mit „Kraftidee" ist gemeint, dass eine feine, von außen kaum sichtbare Muskelanspannung vorgenommen wird, wie beim Basisaspekt „Die Hände haben tragende Kraft, bis in die Fingerspitzen". Die leichte, nach innen drückende oder nach außen schiebende Kraft in den vorderen Fingergelenken ist vor allem im eigenen Körper spürbar. Letzteres demonstriert auch gut den Begriff der „Kraftrichtung", v. a. nach innen/außen, unten/oben, vorn/hinten oder auch in der Diagonalen. Dabei wird zum Beispiel dem Sinken mehr Aufmerksamkeit geschenkt als dem Steigen (um das Qi nach unten zu führen; Verhältnis: 70:30) und dem Schließen, der Kraftrichtung oder Kraftbewegung nach innen, mehr als dem Öffnen (ebenfalls 70:30).

Ziel ist es, im Laufe der Zeit alle Basisaspekte gleichzeitig umzusetzen, ohne ihnen besondere Aufmerksamkeit zu schenken. Während man also alle Basisaspekte parat hat, bleibt der Geist leer. Der Weg ist auch hier das Ziel.

Schon allein die Berücksichtigung dieser Basisaspekte hat für den Alltag eine enorm positive Bedeutung, denn sie geben die Richtung für eine gesunde Haltung und ein helles Gemüt vor, in jedem Moment des Wachseins. Damit dienen die Schlüsselpunkte und die Basisaspekte dem *Yangsheng*, der Pflege des Lebens. Müssen Sie sich neuen Herausforderungen stellen, ist es nützlich, dabei die Schlüsselpunkte zu beachten (z. B. auf Entspannung und Ruhe achten, Pausen einlegen etc.). Die Basisaspekte beziehen sich vor allem auf die Achtsamkeit in Bezug auf körperliche Bewegungen. „Bauch und Beckenboden sind leicht eingehalten", „Das Gesäß hat sitzende Kraft": Diese Basisaspekte sind z. B. nützlich, wenn Sie eine Getränkekiste anheben oder staubsaugen. Die Bandscheiben werden es Ihnen danken. „Schließende Kraft der Schultern", „Die Arme hängen in den Schultern", „Die Ellenboden drängen leicht nach außen": Arbeiten Sie z. B. mit einer Bohrmaschine über Kopf oder heben den vollen Wasserkocher an, können Sie damit Schmerzen in Nacken und Schultern vorbeugen. Da Sie dabei stehen, haben Sie die unteren Basisaspekte natürlich auch aktiviert …

Einige Übungsmethoden im Überblick

Insgesamt hat Jiao in seinem Qigong-Yangsheng-Lehrsystem 27 Übungsmethoden zusammengestellt und mit verschiedenen Schwierigkeitsgraden versehen.

Zu den Übungsmethoden, die auch in Deutschland über Veröffentlichungen bekannt sind, gehören:

- Die 15 Ausdrucksformen des Taiji-Qigong
- Die 8 Brokatübungen
- Das Spiel der 5 Tiere

- Stehen-wie-ein-Pfahl-Übungen
- Stilles Qigong
- Fuqi Yangsheng Fa
- Die 6-Laute-Methode
- Youfagong
- Tuna
- Die Emei-Methode
- Taiji-Übungen in Ruhe
- Daoyin-Übungen

Die ersten drei genannten Übungsmethoden aus den Übungen-in-Bewegung möchte ich hier kurz vorstellen, da aus diesen die nachfolgend ausgewählten Übungen stammen.

Die 15 Ausdrucksformen des Taiji-Qigong

Diese Übungsmethode ist besonders für Anfänger:innen geeignet, weil die Übungen noch nicht sehr komplex sind. Alle Übungen werden nacheinander, relativ fließend und in einem ähnlichen Tempo ausgeführt. Die Übungen beziehen sich unter anderem auf Bilder aus der Natur, auf Bewegungen von Tieren – und letztlich auf bestimmte Grundübungen der Kampfkunst. Obwohl einfach, sind die 15 Ausdrucksformen gleichzeitig so umfangreich, dass sie die verschiedensten Anforderungen an Gesundheitsförderung abdecken. Das *Taiji* im Namen deutet schon an, dass es um eine spezielle Betrachtung des Yin und Yang und damit um die Regulierung des Qi zwischen Yin und Yang geht. Richtig angewendet, können diese Übungen also den gesamten Organismus harmonisieren.

Jiao hat diese Übungsmethode 1961 aus den „13 Ausdrucksformen der Taiji-Pfahlübung" nach langem, intensivem Studium der Literatur, der historischen Übungen und aufgrund seiner langjährigen klinischen Erfahrungen weiterentwickelt und erweitert. Von da an wendete er sie erfolgreich bei seinen Patient:innen in Peking an. Die Ursprungsmethode wurde wohl in der Tang-Dynastie (7.–10. Jh. n. Chr.) von dem Daoisten Xu Xuan Ping geschaffen. Seit 1988 sind die 15 Ausdrucksformen durch Jiao auch in Deutschland bekannt. In der

TCM setzte er diese Übungsmethode bei der Behandlung einer Vielzahl chronischer Erkrankungen und allgemein im Sinne der Gesundheitsförderung und -pflege (Yangsheng) ein.

Die 8 Brokatübungen

Die 8 Brokatübungen oder kurz 8 Brokate gibt es sowohl als Methode der Übungen-in-Bewegung (im Stehen) als auch als Methode der Übungen-in-Ruhe (im Sitzen). Dabei sind beide Übungsmethoden völlig eigenständig und unterschiedlich. Hier beziehe ich mich auf die Übungen-in-Bewegung, also die Übungen im Stehen.

Der Begriff „Brokat" lässt erahnen, dass diesen Übungen ein besonderer Wert beigemessen wird. Brokat ist ein sehr kostbarer Stoff aus Seide, der Schönheit und Eleganz impliziert.

Die 8 Brokate sind seit dem 3. Jh. n. Chr. überliefert. Es gibt eine Vielzahl von Interpretationen dieser Übungen.

Im Vergleich zu den 15 Ausdrucksformen sind die 8 Brokate kraftvoller im Bewegungscharakter und teils in der Namensgebung mehr an die Kampfkünste angelehnt. Gleichzeitig deutet der Name auf die Heilwirkung hin, wie z. B. in der 6. Brokatübung „... und stärke das Nieren-Qi". Es gibt in jeder Übung einen bewussten Wechsel zwischen Bewegung und Ruhe durch das Innehalten in der Bewegung in einer Pfahlhaltung. Dadurch bewirken die 8 Brokate neben der Aktivierung des Körpers gleichzeitig eine tiefe Entspannung und Kräftigung des Körpers. Hier spielt die aufrechte Haltung eine wichtige Rolle, die den Körper sukzessive zentriert und stabilisiert.

Diese Übungen sind auch für Anfänger:innen geeignet, enthalten aber schon ein deutliches Steigerungspotenzial in Bezug auf Kraft und Dehnung.

Das Spiel der 5 Tiere

Das Spiel der 5 Tiere ist die älteste überlieferte Form des Qigong. Sie wird dem Arzt und Gelehrten Hua Tuo zugeschrieben, der im 2. Jh. n. Chr. lebte. In dieser Übungsmethode sind magische Vorstellungen von Tierkräften und alte Mythen noch sehr wach, was den Reiz dieser Übungen ausmacht.

Die Tiere sind: Bär, Kranich, Tiger, Hirsch und Affe. Aufgabe der Übenden ist es, den jeweiligen Charakter der Tiere zu erspüren, sich in die unterschiedlichen Gestalten, (stilisierten und erwünschten) Kraftqualitäten und auch Emotionen jedes Tieres hineinzufühlen und diese zusätzlich mit Mimik und Haltung nachzuahmen. Dann fühlt sich die Kraft des Bären deutlich anders an als die Eleganz des fliegenden Kranichs. Mit zunehmender Übung kann sich der Blickwinkel verändern: Dann *bin* ich das Tier, das in Menschengestalt versucht, die speziellen Eigenschaften darzustellen. Mit diesen Tieren erhält man also „spielend" den Zugang zu „fremden" Eigenschaften, die in Wirklichkeit aus einem selbst kommen, denn all die stilisierten Eigenschaften sind in der Übung ja Teil der Übenden.

Auch hier gilt wieder, dass die Energie der Aufmerksamkeit folgt. Spüre ich mich in eine bestimmte Tiergestalt hinein, in ihre Kraft oder Anmut, dann kann das Gehirn, ähnlich wie beim Träumen, nicht unterscheiden, ob das gerade Empfundene erfunden oder Wirklichkeit ist. Die folgenden Körperreaktionen laufen trotzdem ab. Das heißt: Wenn ich mich in einer deprimierten Stimmung mit dem Üben des Kranichs beschäftige, wird es schwer, die deprimierte Haltung (typischerweise nach vorn gebeugt, kraftlos, matt) unverändert beizubehalten. Der Körper registriert die aufrechte Haltung, das weite Öffnen des Brustkorbs und den zusätzlichen Sauerstoff, der durch das tiefere Atmen zur Verfügung steht. Daraus kann sich eine leichtere Stimmung entwickeln. Zwar haben alle Qigong-Übungen den Aspekt der Vorstellungskraft, mit den Bildern der Tiere gelingt es aber in besonderer Weise, psychische Faktoren und Emotionen positiv zu beeinflussen.

Jedes Tier ist einer Wandlungsphase zugeordnet, was eine gezielte Anwendung in der Heilkunde erlaubt. Und zu jedem Tier gehören jeweils fünf Übungen mit steigendem Schwierigkeitsgrad. Im Allgemeinen sind die ersten beiden Übungen mehr im Sinne der Gesundheitsförderung und für Anfänger:innen anzuwenden, während die anderen drei fortgeschrittenere Betrachtungen und Fertigkeiten ermöglichen. Unter den drei vorgestellten Übungsmethoden ist das Spiel der 5 Tiere mit 25 Formen besonders komplex (mit Steigerungen innerhalb einer „Tiersequenz"). Für die Berücksichtigung der jeweiligen Konstitutionen bleibt aber ausreichend Raum.

Kapitel 7
Wissenswertes zum ÜBUNGSPROGRAMM

Mentales Qigong sowie „Himmel und Erde verbinden"

Das Qigong als eine der Säulen der TCM stellt eine ganzheitliche Methode dar, die Körper und Geist gleichermaßen anspricht. Dabei sind die Übungsanteile für Körper und Geist nicht statisch: Bei den Übungen-in-Ruhe ist über den Schlüsselpunkt „Die Energie folgt der Vorstellungskraft" mehr der Geist in Bewegung, bei den Körperbewegungen überwiegen die äußerlich sichtbaren Bewegungen, der Geist darf nach innen wahrnehmen, ohne bestimmte Ziele zu verfolgen. Bei Übungen, in denen man sich mit Tiereigenschaften verbindet, z. B. um kraftvoll und erdverbunden wie ein Bär oder leicht wie ein Kranich zu sein, verbinden sich die äußeren und inneren Bewegungen zu einem Ganzen.

Im Kapitel „Körper und Vorstellungskraft in Psychologie, Psychotherapie und Coaching" (S. 108) habe ich Ihnen die Problem-Lösungs-Gymnastik von Dr. Gunther Schmidt vorgestellt, die nach westlichen Therapieverfahren die psychischen Prozesse mit der Körperkoordination verknüpft. Ähnliches erfolgt auch im NLP, wie dort beschrieben. Diese Methoden sind vergleichbar mit der Verknüpfung von Vorstellungsbildern und Körperbewegungen im Qigong. In meinem **ÜBUNGSPROGRAMM** habe ich den psychologischen Aspekten eine größere Aufmerksamkeit geschenkt, weil ich Menschen in Lebenskrisen und Abschiedsprozessen eine (einfache) Methode zur Verfügung stellen möchte, um den Fokus vom schmerzenden Verlust oder dem Unsicherheit bewirkenden Ringen um eine gute Entscheidung auf die inneren Fähigkeiten zur Selbstregulierung und Stärkung zu lenken. In einem schmerzlichen Moment *ist* man das schmerzliche Gefühl. Das Bewusstsein, dass man auch starke und zuversichtliche Eigenschaften hat, befindet sich im Hintergrund. In meinem **ÜBUNGSPROGRAMM** richte ich die Vorstellungskraft auf bestimmte Vorstellungsbilder, die mit stärkenden Eigenschaften verbunden sind. Ansagen im Video, wie z. B. „Die eigenen Grenzen erkunden" und „Belastendes auf Abstand halten, Bereicherndes heranholen", verbunden mit den schiebenden und ziehenden Bewegungen in der Übung „Schiebe den Berg mit beiden Händen" können auch in Alltagssituationen helfen, Belastendes zu identifizieren, sich davon fernzuhalten und mehr auf den eigenen Sicherheitsbereich zu achten.

Auch wenn ich gerade niedergeschlagen bin und vielleicht keine Lust zum Üben habe: Vergesse ich meine Lage, weil ich mich, wie gewohnt, auf meine Übung einlasse, den Geist von belastenden Gedanken leer mache, gerate ich automatisch in die Haltung des Kranichs, die sehr aufgerichtet ist und eine tiefe Einatmung erlaubt. Das wiederholte (Wieder-)Erleben der tiefen Einatmung im eigenen „Qigong-Hafen" kann somit auch in Zeiten der Niedergeschlagenheit immer wieder kleine Impulse für eine Stimmungsaufhellung bringen. Umgekehrt fällt mir im Alltag vielleicht zufällig das Bild des Kranichs ein – und ziemlich sicher werde ich intuitiv einatmen und meinen Körper aufrichten.

Mit den verschiedenen Anleitungen in diesem Buch und durch Videos haben Sie die Möglichkeit, die für Sie passende Übungsform zu wählen und diese auch nach Belieben zu wechseln, sodass Sie mal mit mehr externen Impulsen, mal mit mehr innerem Antrieb üben können.

Der Untertitel dieses Buches „Himmel und Erde verbinden" bezieht sich auf den Namen der 3. Brokatübung aus den 8 Brokaten, die auch Teil dieser Übungsauswahl ist. Eigentlich heißt diese Übung „Den Arm heben ...". Mein erster Qigong-Yangsheng-Lehrer benannte die Übung in Anlehnung an die dazugehö-

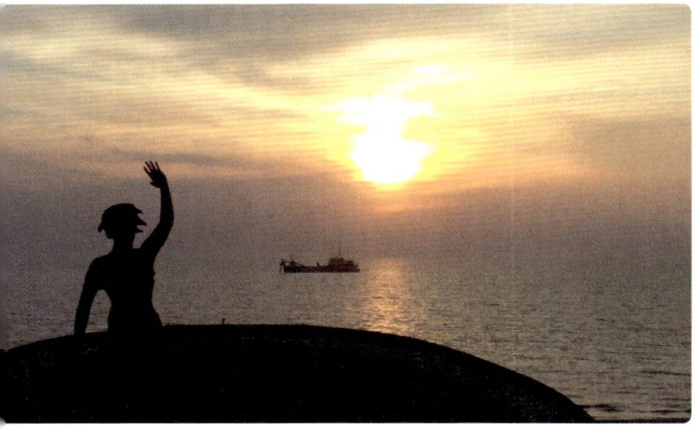

rige Ruheposition (Pfahlhaltung) um, die „Den Himmel stützen, die Erde stemmen“ heißt.

Himmel und Erde symbolisieren im *Taiji* die Yang- und Yin-Qualitäten des Kosmos. Der schöpferische Himmel entspricht im *I Ging* dem maximalen Yang-Zustand, die empfangende Erde dem maximalen Yin-Zustand (vgl. hierzu Kapitel „Yin und Yang“, S. 52).

Gerade mit Blick auf die Stärkung in Abschiedsprozessen finde ich dieses Vorstellungsbild, den Himmel und die Erde zu verbinden, sehr geeignet. Das, was sich von mir verabschiedet hat, hat sich aufgelöst, ist nicht mehr greifbar, wie das, was wir Himmel nennen. Ich bin weiterhin hier, verwurzelt auf der Erde. Aber es gibt eine Verbindung (meine Gedanken, meine Emotionen, meine Erinnerungen), die ich zwischen Himmel und Erde immer wieder herstellen kann. Das gibt mir Trost. Das Foto zeigt die Bronzeskulptur „S.O.S. Save Our Seas“ des Bildhauers Serge D. Mangnin. Sie steht an der Promenade von Westerland/ Sylt. Eine Frau winkt Richtung Meer. Winkt sie einem Schiff hinterher? Oder winkt sie begrüßend zu einem lange ersehnten, nahenden Schiff? Für mich verkörpert sie damit in besonderer Weise die grundsätzliche Thematik in Veränderungs- und Abschiedsprozessen: das Loslassen und das Annehmen. Sie erinnert nicht nur an die Übung „Himmel und Erde verbinden“, sondern hat für mich auch eine besondere Bedeutung in Bezug auf die verschiedenen Phasen des Abschieds von meinem Mann.

Wer „Himmel und Erde verbinden“ im Zusammenhang mit Qigong googelt, wird übrigens auf verschiedene Übungssequenzen mit diesem Titel stoßen, vermutlich wegen der hohen Symbolkraft von Himmel und Erde im Qigong und der maximalen Yin- und Yang-Qualitäten in der TCM. Diese anderen Formen stehen nicht in Verbindung mit dem Übungssystem des Qigong Yangsheng von Jiao und damit auch nicht mit meinem **ÜBUNGSPROGRAMM**.

Übungsauswahl mit Blick auf Veränderungs- und Abschiedsprozesse

Bereits in Kapitel 5 habe ich die besonderen Eigenschaften von Qigong-Übungen in Bezug auf Krisenzeiten bzw. Veränderungs- und Abschiedsprozesse beschrieben. An dieser Stelle möchte ich die wesentlichen Merkmale der ausgewählten Übungen kurz wiederholen:

- Stabilisieren des Körpers,
- Verbessern der „Bodenhaftung",
- Regulieren der Atmung,
- Beruhigen des Geistes,
- Betonen des Ausgleichs von Yin und Yang, auch im Sinne von Geben und Nehmen, Loslassen und Annehmen,
- Betonen von Übungen, die die eigene Mitte und damit das Erd-Element stärken,
- Betonen von Übungen, die die Funktionskreise „Niere", „Milz/Magen", „Leber", „Herz" und „Lunge" stärken (und aufgrund ihrer Wechselwirkungen damit auch alle anderen Funktionskreise positiv beeinflussen),
- Mobilisieren der inneren Kraft und Zuversicht,
- Mobilisieren innerer Leichtigkeit.

Sechs Übungen-in-Bewegung sind eingebettet in die drei Pfahlhaltungen (Übungen-in-Ruhe) am Anfang und die Abschlussübung am Ende. Die sechs Übungen sind paarweise zusammengestellt. Im ersten Übungspaar stehen das Steigen und Sinken und das Ziehen und Schieben vor allem mit entsprechenden Armbewegungen im Vordergrund. Das zweite Paar ist charakterisiert von den Gegensätzlichkeiten von Yin und Yang mit Vorstellungsbildern von positiven Tier-Eigenschaften. Im dritten Paar geht es vor allem um die Wahrnehmung und Stärkung der eigenen Mitte.

Übungen in Text, Videos und Fotos

Ziel ist es, dass Sie mit diesem Buch die für Sie geeigneten Mittel finden, um das **ÜBUNGSPROGRAMM** zu praktizieren. Dazu dienen verschiedene Anleitungen in

Form von Texten mit Fotos im Buch, eine übersichtliche Fotoanleitung als Poster sowie die verschiedenen Videos, die nachfolgend im Einzelnen erläutert werden.

Übungsanleitungen in Textform

In Kapitel 8 finden Sie Beschreibungen von knapp bis detailliert zu den einzelnen Übungen, mit deren Herkunft, Wirkungsweise und Vorstellungsbildern sowie zu deren Übungsabfolge. Diese Anleitungen sind zum einen für Menschen mit Liebe zum Detail und zur Genauigkeit gedacht, sie können zum anderen aber auch immer wieder als Nachschlagewerk während des regelmäßigen Übens herangezogen werden.

Im selben Kapitel finden Sie verschiedene Kurzanleitungen zu den Übungen, die sich mittels QR-Code auch downloaden und ausdrucken lassen. Diese Kurzanleitungen helfen Ihnen auf dem Weg zum eigenständigen Üben.

Mitüben per Video

Sollte es Ihnen eher liegen, anhand einer Videovorlage zu üben, stehen Ihnen verschiedene Videos zur Verfügung. Außerdem veranschaulichen die ausgeführten Bewegungen in den Videos die Art und Weise, wie die Übungen praktiziert werden sollten. Die Anleitungen im Buch stehen Ihnen als Nachschlagewerk auch später immer zur Verfügung.

Zu den Videos gelangen Sie mittels QR-Code. Je nach Vorkenntnissen und Bedarf an unterstützenden Impulsen durch Vorstellungsbilder stehen drei Videos zum Mitüben und ein Video mit Erklärungen zu den einzelnen Übungen zur Verfügung. Ein kurzes Video mit Lockerungsübungen kann vorgeschaltet werden.

Zur Vorbereitung auf das Mitüben eignet sich das Erklärvideo (siehe S. 222).

Anfänger:innen mit und ohne Vorerfahrung können mit dem Video mit begleitenden Ansagen sofort mit dem Üben beginnen (siehe Kapitel „Übungsvideo 1“, S. 220).

Es bedarf am Anfang vielleicht etwas Routine, die Übungen beim Betrachten der Videos gegengleich zu praktizieren, zumindest wenn man, wie im Qigong üblich, immer links starten möchte (für Sie starte ich auf dem Monitor räumlich nach rechts). Auf das Angebot eines spiegelverkehrten Videos habe ich bewusst verzichtet, weil in einer Übungssituation mit Kursleitung sehr wahrscheinlich ebenfalls nicht spiegelverkehrt geübt wird.

Eigenständig üben mit Fotoanleitung

Per QR-Code finden Sie auch Poster mit Fotoanleitungen zu den Übungen (s. S. 224). Diese können Sie wie die Kurzanleitungen als Hilfsmittel nutzen, wenn es Ihr Ziel ist, die Übungen eigenständig zu praktizieren. Sie sollten die Übungen schon recht flüssig und annähernd auswendig üben können.

Übungsablauf

Qigong-Übungen werden immer in Anfangs- und Abschlussübungen eingebettet. Die Arbeit mit dem Qi unterscheidet sich von unseren Alltagsbewegungen. Es ist also ratsam, sich bewusst in das „Haus des Qigong" hineinzubegeben und diesen speziellen Ort auch wieder bewusst zu verlassen.

Um das „Haus des Qigong" zu betreten, geht man in eine gesammelte Grundhaltung. Die Füße stehen dabei noch eher geschlossen beieinander. Mit einem bewussten schulterbreiten Schritt nach links wird das „Haus des Qigong" betreten, das Qi wird geweckt.

Es öffnen sich nicht nur die Füße, sondern gleichzeitig auch die Arme, die sich nach dem Öffnen an der Seite des Körpers befinden. Dabei hängen die Arme nicht schlaff herunter, sondern haben, wie der Rest des Körpers auch, eine gewisse Grundspannung. Man erreicht diese am leichtesten, indem man sich vorstellt, man hätte einen kleinen Ball oder eine Energiekugel unter den Achseln. Das nennt sich „leere" Achseln, also mit einem Hohlraum, sodass die Arme, leicht rund, etwas vom Körper abstehen. Die Hände befinden sich im Bereich der seitlichen Hosennaht, ohne die Oberschenkel zu berühren.

Die Füße stehen parallel zueinander. Ballen und Fersen sind gleichmäßig belastet. Die Knie sind nicht durchgedrückt, sondern bleiben leicht elastisch. Diese Position ist auch die Grundhaltung für die ausgewählten Übungen.

Ist das „Haus des Qigong“ betreten, beginnt das Üben in den Pfahlhaltungen, den drei Übungen-in-Ruhe. Diese Pfahlhaltungen sind, jeweils für sich oder zusammen, eine eigenständige Übung. Auch hier gilt dann wieder: das „Haus des Qigong“ betreten, Pfahlhaltung(en) üben und danach das „Haus des Qigong“ wieder verlassen (linken Fuß bewusst zum rechten zurückstellen).

Die Übungen-in-Ruhe beruhigen äußerlich vor allem den Körper. Der Geist tritt zwar auch in die Ruhe, wird aber meist mit Konzentrationsübungen geführt, was das Qi lenkt. Zum Beispiel wird die Aufmerksamkeit ins untere Dantian oder zu den Basisaspekten der Achtsamkeit gelenkt.

Für alle Körperübungen gilt, dass alle Gelenke immer durchlässig, also nicht starr sind. Dies gilt insbesondere für die Übungen-in-Ruhe, da hier die Versuchung groß ist, in eine eingefrorene Haltung zu gehen, was aber auch das Qi einfriert und somit nicht nützlich ist.

Ebenso gilt, dass dem Atem nicht zu viel Aufmerksamkeit geschenkt wird. Wer den Übungsablauf noch nicht beherrscht, sollte die Atmung völlig sich selbst überlassen. Wer schon etwas geübter und sicherer ist, kann die Hinweise zur Atmung im Kapitel „Die einzelnen Übungen im Detail“ (S. 167) beachten.

Nach dem Betreten des „Hauses des Qigong“ folgen also die drei Pfahlhaltungen. Diese drei Übungen unterscheiden sich vor allem in der Position der Hände und Arme, der Stand bleibt unverändert. Der Körper wird ruhig, bewegt sich in kleinsten Bewegungen in allen Gelenken, ggf. unterstützt durch die Atembewegung, was sich vermutlich von selbst einstellen wird. In den Videos werden die im Kapitel „Basisaspekte der Achtsamkeit jeder Übung“ beschriebenen Basisaspekte angesagt. Wer allein übt, geht die Basisaspekte gedanklich im Einzelnen durch. Sie beziehen sich – wie z. B. „Das Kinn ist leicht eingehalten, der Nacken ist entspannt“ – auf die Körperhaltung und ggf. auf die innere Bewegungsrichtung (drückend, schiebend, ziehend o. ä.). Diese Basisaspekte werden von den Füßen über den Rumpf und die Schultern zu den Armen und Händen und dann zum Kopf angesagt. Der Körper wird bewusst wahrgenommen, der Geist wird gelenkt und kann seine sonstigen Gedanken reduzieren.

Die Basisaspekte beziehen sich nicht nur auf die Pfahlhaltungen, sondern sollen bestenfalls bei allen Übungen präsent sein, ohne ihnen viel Achtung zu schenken.

Im Anschluss an die drei Pfahlhaltungen beginnen die sechs Übungen-in-Bewegung. Zwischen den Übungen-in-Bewegung wird immer wieder eine kurze Ruhehaltung in Form der dritten Pfahlhaltung eingefügt, um zum einen den Wechsel im Kosmos zwischen Ruhe und Bewegung nachzuempfinden und zum anderen bewusst das Qi wieder nach unten zu führen. Bei den Übungen-in-Bewegung beschäftigt sich anfangs der Kopf intensiv mit dem Ablauf und die Arme sind meist in Bewegung. Damit steigt das Qi in die obere Körperhälfte, was kontrolliert werden will. Das Zurückkehren in die Ruhehaltung ermöglicht es also, sich wieder auf das untere Dantian zu konzentrieren. Dazu darf der Atem ruhig auch bis zu den Füßen (in den Bereich kurz hinter dem Fußballen, Akupunkturpunkt *Niere 1*, s. Abb. auf S. 51) geschickt werden.

Sind die Übungen durchlaufen, folgt der Abschluss. Während der Übungen wurde das Qi im Körper bewegt, und es wurde auch Qi erzeugt, was sich vor allem durch ein Wärmeempfinden und/oder Kribbeln in den Händen, manchmal auch im ganzen Körper, zeigt. Dieses Qi wird mit der Abschlussübung vor allem durch reibende Handbewegungen in den Bereich des Unterbauchs, zum unteren Erwärmer mit dem Bereich der Nieren, zurückgeführt. Hier hat das vorgeburtliche Qi seinen Sitz und wird mit dem frischen Qi genährt.

Ist die Energie zur Wurzel zurückgeführt, kann das „Haus des Qigong" wieder verlassen werden. Dazu wird der (immer noch schulterbreit aufgestellte) linke Fuß wieder zum rechten Fuß herangestellt. Wer mag, kann sich dann noch vor dem Universum, dem *Dao* o. Ä. verneigen und bedanken.

Übungsdauer und Übungshäufigkeit

In den Videos dauert das gesamte **ÜBUNGSPROGRAMM** (je nach Übungsvideo) ca. 20 Minuten. Die Übungen habe ich, bezogen auf meine eigene Übungspraxis, relativ schnell ausgeübt, doch für Anfänger:innen mögen manche Bewegungen sehr langsam erscheinen. Nach einiger Wiederholung hat man sich sicherlich an dieses „Schneckentempo" gewöhnt und erkennt den Reiz an mehr bewusster, entschleunigter Bewegung. Ziel sollte es sein, die Übungen nach einiger Zeit auswendig zu können, um sie im eigenen Tempo, gern auch langsamer, üben zu können.

Wie schon beschrieben, ist regelmäßiges Üben gerade in Zeiten innerer Unruhe und Unsicherheit aufgrund von Veränderungs- und Abschiedsprozessen von großer Bedeutung. Bevor gar nicht geübt wird, empfehle ich, das **ÜBUNGSPROGRAMM** kleiner zu gestalten, sodass mindestens 15 Minuten am Tag (oder vielleicht auch morgens und abends als Ritual) geübt werden kann. Wenn Körper und Geist die Vorzüge der Qigong-Übungen schon erfahren haben, werden sie sie vielleicht nicht mehr missen wollen.

Um mit dem Üben in Fluss zu kommen, sollte nach Möglichkeit täglich geübt werden. Mit „täglich" soll Jiao gemeint haben: an sechs Tagen üben, einen Tag frei lassen. Es kann ein „Sonntags nie!" sein, oder Sie haben einen anderen Tag, der für die Übungspause geeigneter ist. Und wenn Sie nur jeden zweiten Tag üben wollen, dann ist das natürlich auch besser als gar nicht. Im Sinne der Regelmäßigkeit und für gesundheitsfördernde bis heilsame Effekte sollten es nicht weniger als dreimal pro Woche sein.

Übungsvariationen

Wenn Sie sich mit den Übungen vertraut gemacht haben, können Sie diese auch nach Ihren individuellen Bedürfnissen variieren.

Die Übungen haben einen Aufbau, werden nach und nach etwas komplexer, aber es darf sich jede:r frei fühlen, sie auch anders anzuordnen – nur Anfang und Ende sind immer zu berücksichtigen (das Betreten und Verlassen des „Hauses des Qigong" genauso wie das Sammeln am Anfang und das Zurückführen des Qi zum Ende der Übungen).

Haben sich Körper und Geist an die Übungen gewöhnt und ist schon ein leichter Trainingseffekt festzustellen, können die Übungen nach Geschmack auch deutlich langsamer geübt werden. Sie können sich bei Gefallen eine einzelne Übung heraussuchen und diese so langsam üben, dass „die Bewegung von der

Nicht-Bewegung nicht zu unterscheiden ist", wie es mein Lehrer Ernst-Michael Beck gern sagt. Dann kann eine einzelne Übung (einmal nach links und einmal nach rechts) 15 Minuten und länger dauern. Dabei wird die Atmung natürlich von der Bewegung abgekoppelt!

Wenn Sie im Üben etwas langsamer werden, aber nicht viel mehr Zeit in Anspruch nehmen wollen, können Sie die Anzahl der Wiederholungen reduzieren. Gleiches gilt natürlich auch, wenn Ihnen gerade nicht so viel Zeit zur Verfügung steht. Auch dann können Sie die Zahl der Wiederholungen reduzieren, z. B. halbieren. Weniger als 15 Minuten sollten Sie jedoch nie üben.

Sie können in die sechs Übungen-in-Bewegung (vor allem in die ersten fünf) auch Pfahlhaltungen einbauen, das heißt in einer bestimmten Position verharren. Bei den Pfahlhaltungen ist die Regel „70/30" in Bezug auf Yin- und Yang-Haltungen zu beachten: Üben Sie Haltungen, die körpernah oder im Bereich des unteren Dantian sind, mit mehr Aufmerksamkeit und Intensität als Haltungen, bei denen die Arme weit oben oder körperfern sind. Wichtig ist auch, bei Pfahlhaltungen darauf zu achten, dass es immer kleinste Bewegungen gibt, die sich durch die Atmung ergeben und durch den Körper weitergeschickt werden. „Immer ist alles in Bewegung", formuliert es mein Lehrer.

Es besteht auch die Möglichkeit, den Stand in den Übungen zu variieren, indem Sie beim Bogenschritt einen größeren Schritt machen und dazu auch den Fuß vollständig vom Boden abheben und neu aufsetzen, wie ich es im Übungsvideo für Fortgeschrittene zeige. Um im Gleichgewicht zu bleiben, müssen Sie tiefer in die Hocke gehen, maximal bis die Oberschenkel waagrecht sind, was körperlich deutlich anstrengender ist und eine hohe Beweglichkeit voraussetzt. Diese größere körperliche Belastung ist im Qigong allerdings nur dann sinnvoll, wenn Ihnen die Übung trotz aller Anstrengung noch so leichtfällt, dass das Qi weiterhin frei fließen kann. Wenn Sie sich wie ein Schwergewichtler mit zusammengebissenen Zähnen und hochrotem Kopf in die tiefe Hocke (und vor allem wieder aus ihr heraus) bewegen, ist die Übung nur noch eine Kraftübung und nicht mehr Qigong: Die Übung an bzw. mit den feinen (Lebens-)Energien ginge dadurch verloren.

Sie können den Übungen auch moderate Lockerungs- und Aufwärmübungen vorschalten, indem Sie z. B. alle Großgelenke nacheinander durch kreisende Bewegungen aktivieren. Auch hierfür steht Ihnen ein Video zur Verfügung (siehe Kapitel „Übungsvideo 4", S. 222). Sie können vor oder nach der Übungssequenz auch Meditationsübungen praktizieren (siehe Kapitel 8).

Für Fortgeschrittene besteht die Möglichkeit, nach dem dritten Übungsvideo zu üben, bei dem ich eine dynamische Schrittfolge zeige (siehe Kapitel „Übungsvideo 3", S. 221). Anstelle der statischen Position für Anfänger:innen mit angedeuteten Schritten werden hier die Schritte nach links und rechts wie in den Originalübungen praktiziert. Diese Übungssequenz ermöglicht noch mehr Variationsmöglichkeiten in der Intensität der Ausführung.

Übungen-in-Ruhe im Sitzen als Ergänzung

Am Anfang der Übungsauswahl werden Pfahlübungen praktiziert, die zu den Übungen-in-Ruhe im Stehen gehören. Dabei ist der Körper mit kleinsten Bewegungen für Gleichgewicht und Koordination beschäftigt. Der Qi-Fluss kann mit Unterstützung der Vorstellungskraft besonders deutlich gelenkt werden.

Noch mehr Ruhe geht von Übungen-in-Ruhe im Sitzen aus, was allgemein mit Meditation bezeichnet wird. Sie können diese Ruhe-Übungen sowohl vor als auch nach dem **ÜBUNGSPROGRAMM** im Stehen oder auch losgelöst davon praktizieren (z. B. morgens die Kurzform im Stehen, abends Ruhe-Übungen im Sitzen).

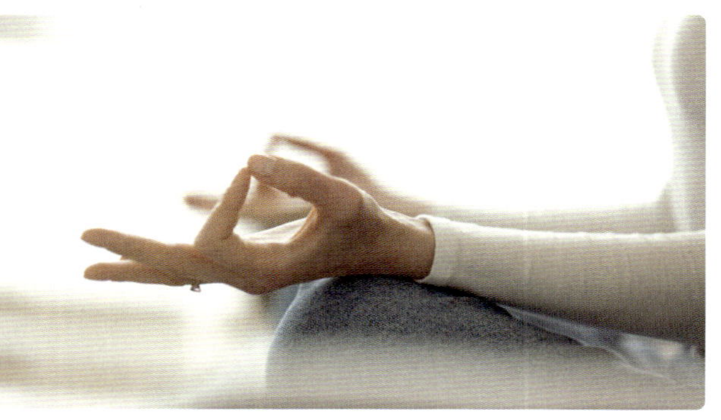

Wie beschrieben, sind diese Übungen zwar äußerlich bewegungsarm, innerlich aber besonders bewusst mit Bewegung verbunden. Die Vorstellungskraft (die Aufmerksamkeit) wird durch den Körper gelenkt und damit auch das Qi.

Auch bei diesen Übungen gibt es einen klaren Anfang und ein klares Ende.

Zuerst nehmen Sie bequem Platz auf einem Stuhl (nach Möglichkeit ohne sich anzulehnen) oder auf dem Boden im Schneidersitz, auf einem Yogakissen oder einer Meditationsbank. Wichtig ist eine aufrechte, aber unverkrampfte Haltung des Oberkörpers, der schlicht auf dem Unterkörper ruht. Die Hände ruhen auch, z. B. auf den Oberschenkeln, oder sie halten eine Mudra, eine symbolische Handgeste, wie sie auf dem Foto zu sehen ist.

Scannen Sie zuerst den Körper vom Scheitel bis zur Fußsohle, um Ihren Geist zu beruhigen und einzustimmen. Lassen Sie sich dabei Zeit. Wandern Sie z. B. mit jeder Ausatmung ein Stück weiter nach unten (Scheitel, Stirn, Augenbrauen, Schläfen, Augen, Nase usw.). Bei den Zehen angekommen, kehren Sie zur Stirn zurück und wandern mit der Aufmerksamkeit, wie ein Tropfen an einem dünnen Faden, durch die Mitte des Körpers hinunter bis zum unteren Dantian (vorderes für den Anfang, mittleres bei mehr Übung) oder einfach zum Bereich des Unterbauchs.

Wenn Sie am unteren Dantian angekommen sind, sollten Sie für den gesamten Übungsablauf möglichst mit leerem Geist üben. Das heißt: den wirren Gedanken keine Bühne lassen, sondern, wenn sie ab und zu erscheinen, sie gedanklich freundlich auf die nächste Wolke setzen und weiterziehen lassen.

Während Sie nun mit 70 % der Aufmerksamkeit im unteren Dantian ruhen, können Sie die restlichen 30 % durch den Körper wandern lassen. Folgendes ist z. B. möglich:

» Beobachten Sie, wie die Luft durch die Nase einströmt, hinunter bis zum unteren Dantian (gedanklich), und dann wieder durch die Nase ausströmt. Der Atem könnte sich im Laufe der Übung verlangsamen und vertiefen.
» Atmen Sie durch die Nase zum unteren Dantian ein und vom Dantian zu den Füßen aus. Sie senken damit effektiv das Qi nach unten ab.
» Stellen Sie sich an Ihrem Nabel eine Seerose oder Lotosblüte vor. Mit der Einatmung schließt sich die Blüte (und sammelt alle frische Energie von außen ein) und mit der Ausatmung öffnet sie sich (Verbrauchtes wird nach draußen abgegeben, gleichzeitig wird die frische, eingesammelte Energie im Körper verteilt).

Wenn Sie dies einige Atemzüge lang (z. B. 10- oder 20-mal) praktiziert haben, gehen Sie zu 100 % zum unteren Dantian zurück, stellen sich vor, wie Sie die erzeugte Energie dort speichern, und kehren dann mit der Aufmerksamkeit (wie in einem Fahrstuhl) nach oben zur Stirn zurück.

Mit einem tiefen Einatmen, einem Augenöffnen, Sich-Strecken und Körperabreiben ist die Übung beendet.

Erfahrungen von Übenden mit dem ÜBUNGSPROGRAMM

Mit mehreren Menschen, die sehr unterschiedliche Verlusterfahrungen hatten, habe ich Qigong-Übungen über unterschiedlich lange Zeiträume praktiziert. Beispielhaft für die Vielfalt der Erlebnisse möchte ich hier einige Erfahrungen vorstellen. Die Namen habe ich geändert. Zu Übungen, die genannt werden, erfahren Sie in den Kapiteln „Die einzelnen Übungen im Überblick" (S. 161) und „Die einzelnen Übungen im Detail" (S. 167) mehr.

Constanze (Mitte 50), eine gute Freundin, ohne Qigong-Erfahrung
„Für mich waren die Übungen zu langsam. Sie machten mich ganz kribbelig. Mit Yoga komme ich besser klar. Aus dem Qigong nehme ich in jedem Fall positiv die aufrechte Haltung aus den Pfahlhaltungen mit in den Alltag und auch ‚Die Mundwinkel sind leicht zu einem Lächeln nach oben gezogen' [ein „Basisaspekt der Achtsamkeit"], denn das fällt mir im Alltag sonst schwer und Lächeln tut gut."

Helmut (Anfang 70), Kursteilnehmer
„Der Bär hat mir besonders Freude bereitet, der Kranich ist mir eher schwergefallen. Dabei habe ich gemerkt, dass mir der Kranich guttun würde, weil die Übung die Brust so weitet und mich so leicht macht. Beim Bären lag der Fokus in der Anfangszeit vor allem auf dem Wegschieben vom Körper mit den Armen und Fäusten. Später ist meine Aufmerksamkeit zum Schließen, zum Nehmen, zum Heranziehen in der Kreisbewegung gewandert. Das hat ja auch im übertragenen Sinne eine Bedeutung: Zuerst wollte ich was loswerden, aber irgendwann ist das Nehmen für mich in den Vordergrund gerückt."

Maya (Mitte 20), Studentin, ohne Qigong-Erfahrung

Maya wollte ausprobieren, ob sie durch das Qigong zu mehr innerer Stabilität und innerem Gleichgewicht finden kann, ihre Gedanken zur Ruhe kommen können und sie sich besser entspannen kann.

„Durch das viele Lernen habe ich schon lange keinen Sport mehr gemacht. Deshalb haben mir am Anfang die Beine, Arme und der Rücken bei den Übungen ganz schön wehgetan. Die Muskeln haben richtig gezittert. In der ersten Übungsstunde war ich ziemlich überrascht, dass ich plötzlich so emotional war, irgendwie bewegt. Ich musste sogar weinen. Erklären konnte ich mir das nicht. Es kam seitdem auch nicht wieder. Jetzt übe ich ja fast täglich, und ich merke, dass meine Muskeln kräftiger geworden sind, nicht mehr zittern oder wehtun. Und auch meine Stimmung ist ausgeglichener. Es entsteht manchmal ein starkes Gefühl in der Brust, sowas wie Selbstbewusstsein und Zuversicht.

[…]

Es fällt mir besonders schwer, mich in die innere Ruhe zu bringen. Am Anfang waren mir die Übungen einfach viel zu langsam! Ich merke aber auch, dass ich viel besser in die Ruhe komme, wenn ich wirklich regelmäßig übe. Sowie ein paar Tage Pause dazwischen liegen, wird es wieder schwieriger. Die Form habe ich mittlerweile gut genug gelernt, um dabei meine Augen weitgehend geschlossen zu halten, was mir hilft, die Geduld für die Übung aufzubringen, da ich sie dann eher als Meditation denn als Sport sehe. Dadurch bin ich weniger ungeduldig. Beim Kranich will ich tempomäßig gerne davonfliegen, aber manchmal möchte ich mir für das Spüren oder Atmen auch mehr Zeit lassen. Wenn ich wirklich regelmäßig übe, nehme ich für mich selbst wahr, dass ich währenddessen und danach ruhiger bin und mich besser gelaunt fühle, ich bin mehr bei mir selbst und entspannter. Das Qigong bringt mir dann positive Energie und Ruhe."

Wie bei Constanze zeigt sich hier eine typische Problematik bei der Aufnahme von Qigong-Übungen bei Menschen mit innerer Unruhe. Einerseits suchen sie das Qigong als Weg zur inneren Ruhe, andererseits liegt offensichtlich genau in der Herstellung einer inneren Ruhehaltung mit langsamen oder nur kleinen

Bewegungen die Herausforderung. Hier kann ich auch aus eigener Erfahrung berichten, dass mir in der Anfangszeit meiner Qigong-Praxis, die privat und beruflich sehr Stress-dominiert war, vor allem die Übungen-in-Ruhe sehr lange sehr schwergefallen sind. Verwunderlich ist es jedenfalls nicht, dass in unserer schnellen Zeit langsame Bewegungen ungewohnt sind und eventuell auch irritieren. „Manchmal hilft dann die Erlaubnis, immer mal wieder im eigenen Rhythmus zu üben, sich nicht in die Langsamkeit zu zwingen. Es ist verbreitet, dass Anfänger schneller üben als Fortgeschrittene. Die beruhigende Wirkung der Entschleunigung wird oft erst allmählich spürbar und annehmbar."[45]

Deshalb habe ich das vorliegende **ÜBUNGSPROGRAMM** wirklich schon „schnell" praktiziert, um es Anfänger:innen möglichst leicht zu machen. Wenn ich heute das Programm übe, brauche ich um die 40 Minuten – und genieße jeden Augenblick.

Melli (Anfang 60), Kursteilnehmerin
„Das Qigong strukturiert mir den Tag. Nach Möglichkeit übe ich einmal am Tag zu einer festen Zeit. Die Übungen sind so schön einfach, man muss nicht auf die Füße achten und kann einfach loslegen. Vor allem das Atmen tut mir gut. Am Anfang hatte ich schon fast Muskelkater vom vielen bewussten Atmen! Noch nie habe ich zuvor so intensiv und bewusst geatmet. Deshalb gefällt mir auch der Kranich so gut. Er macht mich so schön weit im Brustkorb und lässt mich tief einatmen.

[...]

Seit ich Qigong mache [Hier bezieht sich Melli auf den wöchentlichen Kurs, an dem sie seit knapp zwei Jahren teilnimmt], habe ich eine viel aufrechtere Haltung. Meinen Körper nehme ich viel bewusster wahr. Und ich kann viel besser schlafen. Das ging jahrelang nicht wirklich gut. Meine Gedanken kommen beim Üben zur Ruhe. Die Stunde vergeht immer so schnell. Und dann bin ich gut gelaunt, und das hält ganz schön lange an. Ich freue mich immer schon auf die nächste Stunde. Morgens kann es sogar passieren, dass ich vor guter Laune anfange, beim Kaffeekochen zu pfeifen. Das habe ich noch nie gemacht!

[...]

Vor gut einer Woche hatte ich große Aufregung, weil ich nach dem Geldabheben vor der Bank beraubt wurde. Nicht nur das Geld, auch alle Papiere waren weg! Das war eine Aufregung! Und ein Gerenne zu Behörden, um alle Dokumente wieder zu beantragen. Und zu Hause hatte ich die ersten Tage große Angst und habe alles verrammelt. Jemand hatte alle meine Daten und würde vielleicht bald vor meiner Tür stehen! Und wie gut war es dann, dass ich jeden Tag mein **ÜBUNGSPROGRAMM** machen konnte! Das fährt mich wieder runter und gibt mir Sicherheit! Nach dem Überfall hatte ich zuerst Mühe mich zu konzentrieren vor lauter Aufregung, aber mit der Zeit ging es besser."

Die von Melli geschilderte Situation entspricht einer tiefgreifenden Verlusterfahrung: vor allem Verlust an Sicherheit, Vertrauensverlust in fremde Menschen und materieller Verlust. Dies hat in Melli Schock und Angst hervorgerufen und damit das Qi zerstreut. Wie gut, dass sie das Qigong als Selbsthilfeprogramm konsequent nutzen konnte, um schneller wieder einem inneren Gleichgewicht nahezukommen.

Lernen Sie nun im folgenden Kapitel die Übungen im Einzelnen kennen.

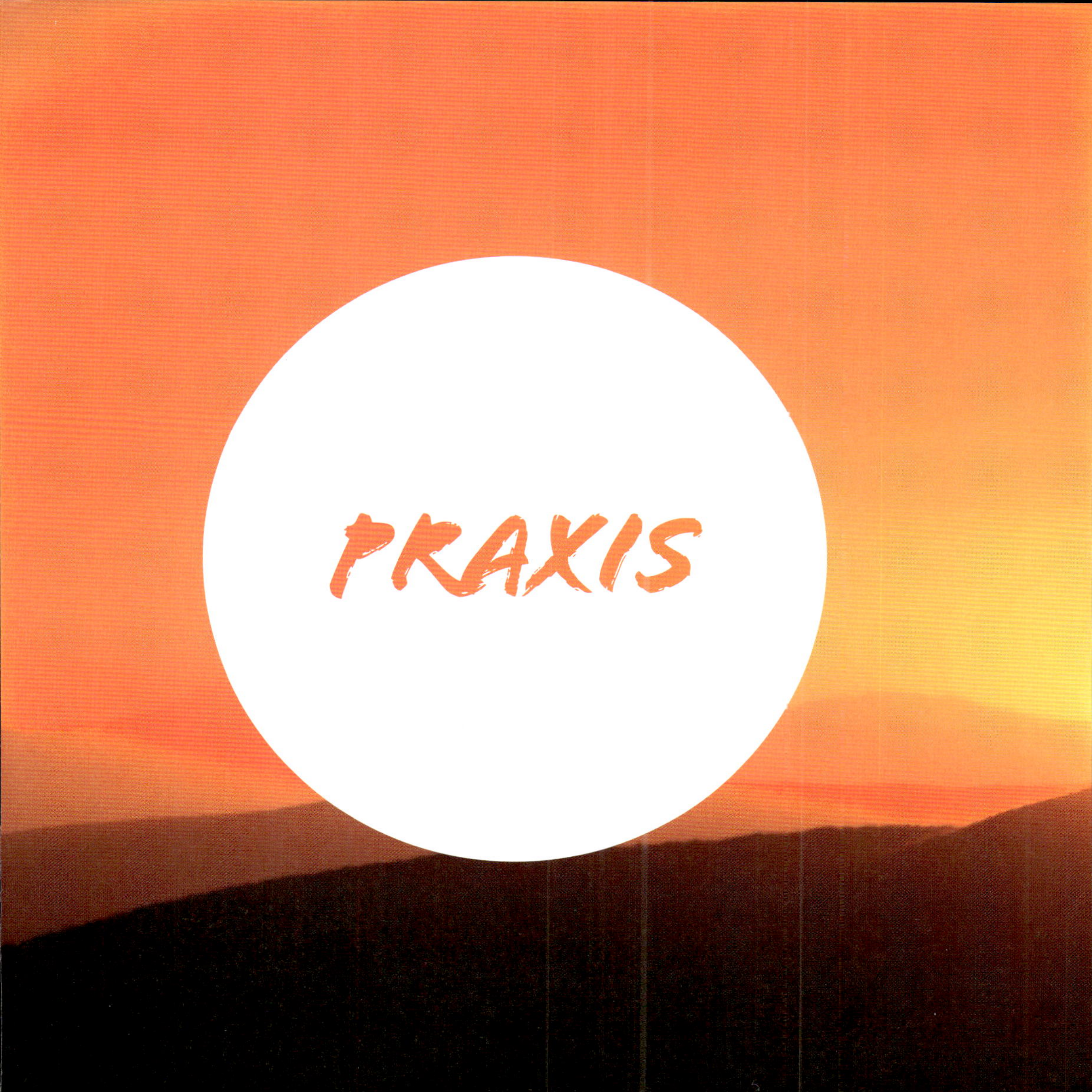
PRAXIS

Kapitel 8
Das Qigong-ÜBUNGSPROGRAMM in Wort und Bild

Allgemeines

In diesem Kapitel finden Sie Anleitungen in Text und Bild für drei Übungen-in-Ruhe und sechs Übungen-in-Bewegung, eingebettet in eine Anfangs- und eine Abschlussübung.

Diese Übungen sind den Übungsmethoden „15 Ausdrucksformen“, „8 Brokatübungen“ und „Spiel der 5 Tiere“ aus dem Qigong Yangsheng von Prof. Jiao Guorui entnommen. Die Übungen können in der vorgestellten Reihenfolge geübt oder nach individuellen Bedürfnissen anders zusammengestellt werden. Seine Übungsmethoden hat Jiao aus jahrzehntelanger Erfahrung als TCM-Arzt, Meister des Qigong und verschiedener Kampfkünste sowie aus der universitären Forschung mit ebenfalls vieljährigem, intensivem Studium aus jahrhundertealten Übungsmethoden zu einfach anwendbaren, effektiven Übungen zur Gesundheitsförderung weiterentwickelt. Sie stellen in sich ganzheitliche, umfassende Übungsmethoden dar.

Ich habe mir trotzdem erlaubt, für mein **ÜBUNGSPROGRAMM** einzelne Übungen daraus auszuwählen, mit der Absicht, Ihnen in einer herausfordernden Lebenssituation eine praktische Möglichkeit zu geben, in einem überschaubaren Zeitrahmen und Übungsumfang gleich mit den täglichen Qigong-Übungen zu beginnen. Wenn Ihnen diese langsamen, bewussten Übungen guttun und Spaß machen, kann ich nur empfehlen, eine vollständige Übungsmethode bei erfahrenen Lehrer:innen des Qigong Yangsheng oder einer anderen Qigong-Übungsmethode zu erlernen.

Bevor Sie starten, lesen Sie bitte die Kontraindikationen im Kapitel „Wann Sie Qigong nicht praktizieren sollten" (S. 116) und entscheiden eigenverantwortlich, ob und wann Sie das **ÜBUNGSPROGRAMM** absolvieren.

» Im Kapitel „Die einzelnen Übungen im Überblick" (S. 161) erhalten Sie einen Überblick über die einzelnen Übungen.

» Im Kapitel „Die einzelnen Übungen im Detail" (S. 167) finden Sie eine umfassende Übersicht über jede einzelne Übung und eine detaillierte Beschreibung der einzelnen Übungsabläufe.

» Kapitel „Spickzettel I (Kurzanleitung)", S. 214, beinhaltet eine Kurzanleitung, die Sie als Spickzettel benutzen können, wenn Ihnen die Übungen schon vertraut sind.

» Kapitel „Spickzettel II (Übungsübersicht)", S. 218, besteht aus einer Kurzübersicht über die Übungen, die ebenfalls beim eigenständigen Üben helfen kann.

» Das Kapitel „Videos" (S. 220) enthält einen Überblick über die verschiedenen Arten von Videos zum Mitüben bzw. mit Erklärungen zu den Übungen. Die QR-Codes mit dem Zugang zu den Videos finden Sie hier.

» Im Kapitel „Poster mit Fotoanleitung" (S. 224) finden Sie kurze Erläuterungen zur Fotoanleitung, die Sie als Poster ebenfalls per QR-Code herunterladen können. Ziel sollte sein, nach einer Weile die Hilfsmittel zu reduzieren, bis Sie eigenständig in Ihrem Tempo üben können.

Gutes Gelingen beim Üben!

Die einzelnen Übungen im Überblick

Ausgangshaltung: Sich sammeln und das „Haus des Qigong" betreten

Die Füße sind geschlossen, die Hände ruhen auf dem Unterbauch. Die Aufmerksamkeit wandert zur Atmung, zum Ein- und Ausströmen der Luft durch die Nase. Mindestens drei Atemzüge lang werden auf diese Weise Körper und Geist gesammelt. Im Anschluss wird das „Haus des Qigong" mit einem bewussten Schritt nach links in den schulterbreiten Stand betreten.

Drei Übungen-in-Ruhe: Pfahlhaltungen

Stehen wie eine Kiefer

Im schulterbreiten Stand befinden sich die Arme seitlich am Körper, die Handflächen zeigen zum Körper. In dieser Haltung wird ein Großteil der Basisaspekte der Achtsamkeit (von den Füßen bis zu den Schultern, den Armen und Händen) in den Videos angesagt und die Haltung schrittweise optimiert. Beim eigenständigen Üben sollten die einzelnen Pfahlhaltungen mindestens eine Minute lang gehalten werden.

Zwei Bälle ins Wasser drücken

Mit einer ersten Kreisbewegung der Hände wird die Haltung der Arme so verändert, dass die Arme weiterhin neben dem Körper sind, die Hände aber nach unten zeigen. Weitere Basisaspekte der Achtsamkeit im Bereich des Nackens und Kopfes werden in den Videos angesagt.

Balltragende Haltung (Tragen und Umfassen) und Ruhehaltung

Nach einer zweiten Kreisbewegung befinden sich die Arme in einer bewusst runden Haltung vor dem Körper, die Hände mit den Handflächen nach oben vor dem unteren Dantian. Der hierzu gehörige Basisaspekt bezieht sich auf die Lenkung der Vorstellungskraft: Die Aufmerksamkeit wird bewusst von der Stirn zum unteren Dantian gelenkt und bleibt hier bestenfalls über die ganze Übung hinweg.

Die balltragende Haltung ist auch die Ruhehaltung, die zwischen den Übungen-in-Bewegung eingenommen wird. Die Aufmerksamkeit wird bewusst zu den Füßen gelenkt, indem der Atemstrom gedanklich von der Nase bis zu den Füßen (Ausatmung) bewegt wird. Die Ruhehaltung wird für mindestens drei Atemzüge gehalten.

Sechs Übungen-in-Bewegung

Reguliere den Atem, beruhige den Geist

Aus der balltragenden Haltung werden die Hände mit der Einatmung vom unteren Dantian (Unterbauch) bis zum mittleren Dantian (Brusthöhe) angehoben, die Handflächen werden gedreht und die Hände mit der Ausatmung wieder nach unten geführt. Diese Bewegung wird achtmal wiederholt. Die Übung endet mit der Ruhehaltung.

Mentale Übung: Diese erste Übung dient der Entspannung, insbesondere durch die sich langsam vertiefende Atmung.

Schiebe den Berg

Aus der Ruhehaltung heraus drehen die Hände vor dem unteren Dantian, sodass die Handflächen vor dem Unterbauch nach außen zeigen. Im angedeuteten Bogenschritt (der Fuß der Bewegungsrichtung – also zuerst links, denn alle Übungen im Qigong beginnen links – dreht um 45 Grad auf; genauere Erläuterungen dazu finden Sie im Erklärvideo) wird das Gewicht nach vorn verlagert (70:30). Dabei werden die Arme schiebend bis auf Schulterhöhe bewegt. Die Hände werden dort gedreht und ziehen aktiv etwas zum unteren Dantian heran. Dabei wird das Gewicht wieder auf das hintere Bein verlagert. Die Übung wird viermal zur linken und danach viermal zur rechten Seite ausgeführt. Sie endet mit der Ruhehaltung.

Mentale Übung: Hier können das aktive Heranholen von Förderlichem und das Abgeben von nicht Benötigtem geübt werden, ebenso die Wahrnehmung und der Schutz der eigenen Grenzen.

Der Schritt des Bären

Wieder aus der Ruhehaltung kommend, bilden die Hände Bärentatzen (Hohlfäuste) vor dem Unterbauch. Von dort werden die Tatzen zur Seite auseinandergezogen und dabei wird das Gewicht nach vorn in den angedeuteten Bogenschritt (70:30) verlagert. Sind die Hände neben dem Körper ungefähr auf Kniehöhe, wird das Gewicht zurückverlagert. Dabei kommen die Hände langsam in zwei Halbkreisen wieder zur Mitte zurück. Direkt im Anschluss wird die Übung auch nach rechts praktiziert. Die Übung wird insgesamt viermal nach links und rechts im Wechsel praktiziert und mit der Ruhehaltung beendet.

Mentale Übung: Im Vordergrund steht die Verbindung mit den stilisierten positiven Eigenschaften eines Bären, der erdverbunden und kraftvoll ist, ein dickes Fell hat und in der eigenen Mitte ruht.

Der Kranich breitet seine Schwingen aus

Aus der Ruhehaltung heraus formen sich die Hände zu Kranichschwingen, die vor dem Unterbauch gekreuzt werden, bevor sie sich zum Flug weit ausbreiten. Das Gleiten auf den Luftschichten wird angedeutet, bevor der Kranich wieder „landet". Der Körper befindet sich in dieser Bewegung im angedeuteten Sitz-Bogenschritt (der Fuß der Bewegungsrichtung, also zuerst der linke, trägt nur 10 % des Gewichts, man „sitzt" quasi auf dem Standbein, das mit 90 % belastet wird; im Qigong heißt das kurz: hinten 90/vorn 10; nähere Erläuterungen dazu finden Sie im Kapitel „Die einzelnen Übungen im Detail" ab S. 167 und im Erklärvideo), richtet sich im Flug deutlich auf und öffnet die Brust weit. Die Übung wird viermal nach links und rechts im Wechsel wiederholt und endet in der Ruhehaltung.

Mentale Übung: Die positiven Eigenschaften des Kranichs, der einerseits fest am Boden auf einem Bein steht, um sich andererseits in die Leichtigkeit des Flugs zu erheben, werden erspürt. Der Kranich vertraut auf seinen Flügelschlag, gleitet elegant auf den Luftpolstern und betrachtet die Dinge gelassen aus der Vogelperspektive.

Himmel und Erde verbinden

Diese Übung wird aus dem schulterbreiten Stand praktiziert, ohne Seitschritte. Der erste Teil der Übung entspricht „Reguliere den Atem …“, dann werden die Hände in Halbkreisen auseinanderbewegt, bis eine Hand nach unten die Erde stemmt und die andere nach oben den Himmel stützt, wie Jiao es bezeichnet. Diese Position wird als Pfahlhaltung einige Atemzüge lang gehalten. In weiteren Halbkreisen werden die Hände wieder zum Ausgangspunkt (vor dem unteren Dantian) zurückgeführt. Die Übung wird zweimal nach links und rechts im Wechsel praktiziert und endet in der Ruhehaltung.

Mentale Übung: Diese Übung symbolisiert in besonderem Maße das Yin und Yang in den jeweiligen Halbkreisen mit der Handposition oben (Yang/Himmel) und unten (Yin/Erde). Das eigene Dantian kann als Mittelpunkt zwischen Himmel und Erde wahrgenommen werden, die eigene Mitte wird besonders intensiv empfunden und gestärkt.

Der Elefant kreist mit der Hüfte

Aus der Ruhehaltung heraus werden die Hände mit den Handrücken auf den unteren Rücken (hinteres unteres Dantian) gelegt. Durch Gewichtsverlagerung auf die Außenkanten der Füße wird das Kreisen der Hüfte verstärkt. Die Übung wird viermal vom rechten Bein aus über die Zehen, dann viermal vom rechten Bein aus über die Fersen praktiziert. Sie endet im schulterbreiten Stand, die Hände verbleiben in Vorbereitung auf die Abschlussübung auf dem Rücken.

Mentale Übung: Mit dem Kreisen der Hüfte um die eigene Achse wird der eigene Mittelpunkt besonders deutlich wahrgenommen, die Stabilität im Stand gefestigt. Der Elefant vermittelt eine große innere Ruhe, mit der er zielgerichtet und bedächtig seines Weges geht. Mit seiner Masse überwindet er einerseits spielend Hindernisse, andererseits sind Elefanten für ihre große Achtsamkeit bekannt und setzen ihre Schritte behutsam und bedächtig.

Abschlussübung und das „Haus des Qigong" verlassen

Aus der letzten Übung heraus beginnt die Abschlussübung, die aus mehreren Elementen besteht: Zuerst werden die Hände gedreht und die Nieren gerieben. Danach wandern die Hände auf dieser Höhe nach vorn zum Nabel und umkreisen den Nabel. Nach einem kurzen Innehalten wird die Energie von den Händen abgestreift und zur Wurzel zurückgeführt. Das „Haus des Qigong" wird verlassen, indem der linke Fuß bewusst zum rechten zurückgestellt wird und die Hände zum Schluss neben dem Körper zur Ruhe kommen. Eine leichte Verneigung oder auch ein Namaste können die Übung abrunden.

Mentale Übung: Das in den Übungen erzeugte Qi an den Händen wird bewusst in den Körper und nach unten geleitet. Dazu dienen die verschiedenen reibenden Bewegungen. Dabei stellt man sich vor, wie die Energie die Nieren, das Meridiansystem und die Bauchorgane nährt. Im Innehalten wird abschließend das Leeren des Geistes geübt, die Aufmerksamkeit auf die Wahrnehmung gelenkt, ohne weitere Gedanken und Absichten. Mit dem bewussten Verlassen des „Hauses des Qigong" durch das Schließen der Füße wird in der Bewegung der Hände nach unten die Energie, das Qi, zur Wurzel (v. a. zum unteren Dantian) zurückgeführt und die Übung auf körperlicher und mentaler Ebene abgeschlossen.

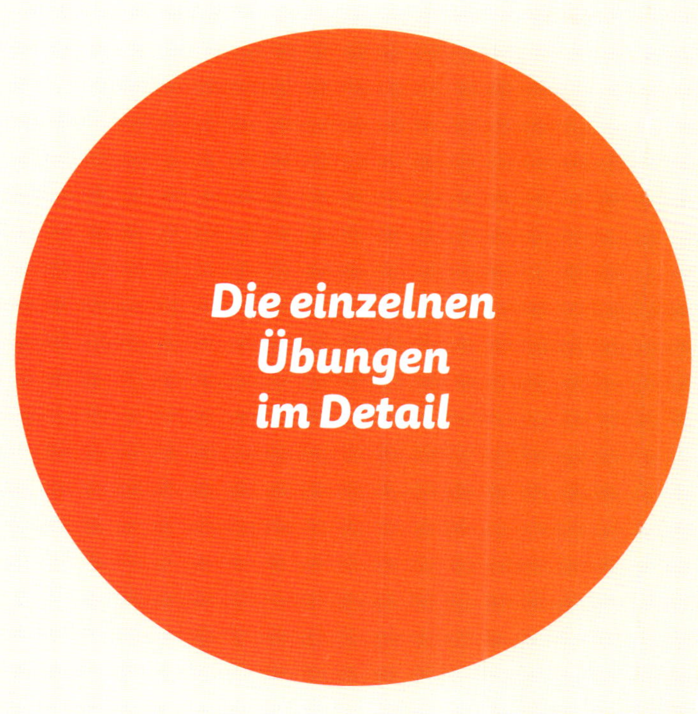
Die einzelnen
Übungen
im Detail

Ausgangshaltung:

Sich sammeln und das „Haus des Qigong" betreten

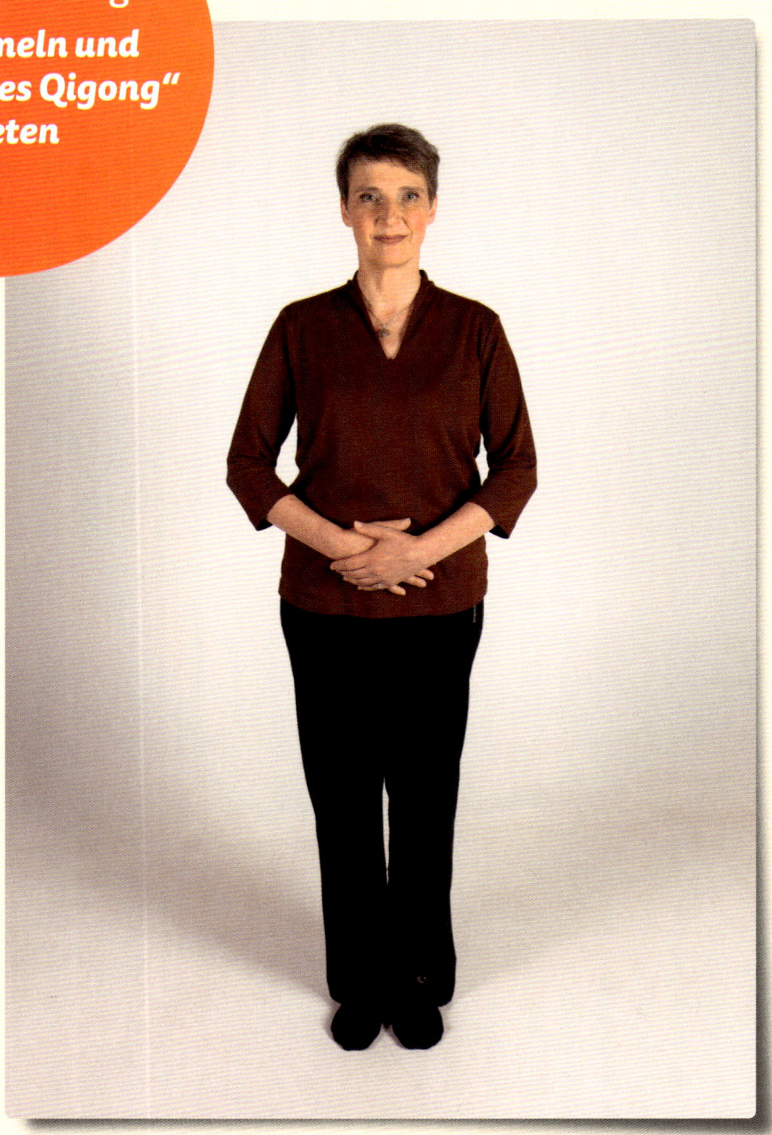

Herkunft der Übung

Teilweise anderes Übungssystem,
Öffnen ins „Haus des Qigong“ = Qigong Yangsheng nach Jiao

Stärkende Aspekte

» Körper und Geist kommen zur Ruhe.
» Sich bereit machen für die Übungen.

Bewegung des Körpers

» Der Körper ist in Ruhe, mit kleinsten Bewegungen in allen Gelenken.
» Stand mit geschlossenen Füßen, Fußsohlen gleichmäßig belastet.
» Hände auf dem unteren Dantian.
» Augen geschlossen oder geöffnet (nicht fokussiert in die Ferne blicken).
» Zum Betreten des „Hauses des Qigong“ mit dem linken Fuß einen Schritt nach links in den schulterbreiten Stand machen, dazu bewusst den linken Fuß anheben und bewusst wieder absetzen.
» Gleichzeitig bewegen sich die Arme neben den Körper, Handflächen zeigen zum Körper.

Bewegung der Atmung

» Die Atmung geht natürlich und ruhig, ohne sie absichtlich zu verlangsamen oder zu intensivieren.

Bewegung der Vorstellungskraft/Aufmerksamkeit

» Die Aufmerksamkeit wandert zum Atemstrom an der Nase; das Ein- und Ausströmen der Luft wird wahrgenommen.

Assoziationen/Imaginationen

- Mein Körper wird mit jedem Atemzug schwerer, das Qi senkt sich ab.
- Ich stehe stabil und gleichmäßig auf beiden Beinen.
- Mein Atem strömt ruhig ein und aus.

Ausführliche Anleitung der Übung

Ausgangshaltung

- Aufrecht stehen, Füße stehen beieinander, ggf. bei den Zehen etwas geöffnet.
- Hände auf den Unterbauch, das untere Dantian, legen (Bereich direkt um den Nabel bzw. ein wenig unterhalb des Nabels).
- Ruhig im eigenen Atemrhythmus durch die Nase atmen.
- Die Konzentration nur auf das Atmen lenken, auf das Ein- und Ausströmen der Atemluft achten, die Unterschiedlichkeit des Einatmens und Ausatmens wahrnehmen.
- Das Denken in dieser Zeit pausieren, den Geist leer werden lassen.
- Ein- und Ausatmung 3- bis 5-mal wiederholen.
- Mit der letzten Ausatmung das „Haus des Qigong“ betreten.

Das „Haus des Qigong“ betreten

- Gemeint ist damit, bewusst mit den Qigong-Übungen, also dem Üben mit der Lebensenergie, zu beginnen. Zum Schluss der Übungen wird das „Haus des Qigong“ entsprechend auch wieder verlassen (s. Kap. „Abschlussübung und das ‚Haus des Qigong‘ verlassen“, S. 208).
- Alle Übungen des Qigong beginnen nach links! Zum Abschluss wird daher der linke Fuß wieder an den rechten herangestellt, um das „Haus des Qigong“ zu verlassen. Innerhalb der Übungen wird ebenfalls jeweils nach links begonnen und danach die Ausgangshaltung wieder eingenommen, bevor die Übung nach rechts praktiziert wird.

- Aus der Haltung mit geschlossenen Füßen mit der Ausatmung den linken Fuß bewusst anheben, parallel nach links führen und bewusst wieder absetzen, etwa schulterbreit. Beide Füße stehen in etwa parallel zueinander.
- Während der linke Fuß öffnet, bewegen sich die Hände vom Unterbauch in einem Bogen links und rechts neben die Hüften beziehungsweise die Oberschenkel. Die Arme befinden sich dann bogenförmig neben dem Körper, die Handflächen zeigen zum Körper hin.

Pfahlhaltungen

1. Pfahlhaltung: Stehen wie eine Kiefer

Herkunft der Übung

Qigong Yangsheng nach Jiao

Stärkende Aspekte

- Die aufrechte Haltung wird geübt.
- Fokus auf das Öffnen und Schließen des Qi (und des Körpers).
- Fördert die Stabilität im Unterkörper, die Flexibilität im Oberkörper.
- Stärkt die Mitte.
- Stärkt „Leber“, „Milz“ und „Niere“.

Bewegung des Körpers

- Der Körper ist in Ruhe.
- Im Rhythmus des Atems feine Bewegungen in allen Gelenken zulassen.
- Arme im Bogen, die Achseln sind „leer“, Arme mit leichtem Öffnen und Schließen im Atemrhythmus, d. h. die Arme bewegen sich mit der Einatmung minimal vom Körper weg (der Abstand der Hände zum Körper wird größer), kommen mit der Ausatmung wieder in die Ausgangshaltung zurück.
- Hände mit tragender Kraft (Kraftidee in den Fingerspitzen).

Bewegung der Atmung

- Die Atmung geht natürlich und ruhig, ohne ihr besondere Beachtung zu schenken.
- Mit mehr Übung kann man auch visualisieren, wie mit der Einatmung im Bereich des Dantian eine zusammenziehende Kraft entsteht, mit der Ausatmung eine ausdehnende Kraft. Das kann sich bis in den ganzen Körper übertragen.

Bewegung der Vorstellungskraft/Aufmerksamkeit

» Die Aufmerksamkeit ruht im unteren Dantian, öffnende und schließende Bewegung.

» Unten 70, oben 30: Der Unterkörper ist kräftig und fest wie der Stamm einer Kiefer. Die Kiefer steht stabil am Boden und ist gut verwurzelt. Sie trägt sicher ihre Krone.

Assoziationen/Imaginationen

» Meine Füße sind wie die Wurzeln der Kiefer, ich stehe sicher und stabil.

» Mit meinen Wurzeln nähre ich mich aus Mutter Erde.

» Mein Oberkörper ist leicht und elastisch wie die Krone der Kiefer. Wind, Wetter und andere Umwelteinflüsse können der elastischen und leichten Krone nichts anhaben.

» Auch ich kann mich jederzeit flexibel an die Gegebenheiten der Umwelt anpassen und stehe dabei stabil.

Ausführliche Anleitung der Übung

Dauer/Wiederholungen

Mindestens eine Minute oder 20 Atemzüge lang halten.

Stehen wie eine Kiefer

» Mit dem Betreten des „Hauses des Qigong“ wird diese Pfahlhaltung bereits eingenommen.

» Die Füße stehen parallel zueinander.

» Die Knie sind locker, leicht gebeugt, nie starr durchgestreckt.

» Die Arme sind seitlich neben dem Körper, die Achseln sind „leer“ (als wäre dort eine Art Energiekugel oder ein kleiner Ball).

» Die Hände sind offen, die Finger leicht gespreizt, aber nicht durchgestreckt. Die Hände haben bis in die Fingerspitzen eine tragende Kraftidee, sodass die bodenartige Spannung der Arme bis in die Finger reicht.

» Diese Haltung mindestens eine Minute lang beibehalten, dabei die Basisaspekte der Aufmerksamkeit über alle drei Pfahlhaltungen von den Füßen bis zum Kopf und dann zum unteren Dantian durchgehen. 1. Pfahlhaltung:

› Den Kontakt der Fußsohlen mit dem Boden wahrnehmen.

› Die wurzelnde Kraft der Füße visualisieren.

› Im Rhythmus des Atems eine feine Bewegung in allen Gelenken zulassen.

› Das Gesäß hat sitzende Kraft, der untere Rücken ist entspannt.

› Bauch und Beckenboden sind leicht eingehalten.

› Der Oberkörper ist leicht nach vorne geneigt.

› Die Arme hängen in den Schultern.

› Die Ellbogen haben sinkende Kraft und drängen leicht nach außen.

› Die Hände haben tragende Kraft, bis in die Fingerspitzen.

Abschluss: Übergang mit der ersten Kreisbewegung in die 2. Pfahlhaltung

» Die Fingerspitzen werden nach hinten gewendet und drehen sich um das Handgelenk, bis, anatomisch nicht anders machbar, die Handflächen nach unten gewendet werden (die Fingerspitzen malen dabei einen Kreis, zeichnen das *Taiji*).

» Die Handflächen zeigen nun nach unten (Yin) und sind nicht ganz durchgestreckt. Die Kraftidee geht vor allem vom Handballen aus.

» Die Fingerspitzen zeigen leicht nach innen, die Daumen zeigen zur seitlichen Hosennaht, ohne die Oberschenkel zu berühren.

Pfahlhaltungen

2. Pfahlhaltung: Zwei Bälle ins Wasser drücken

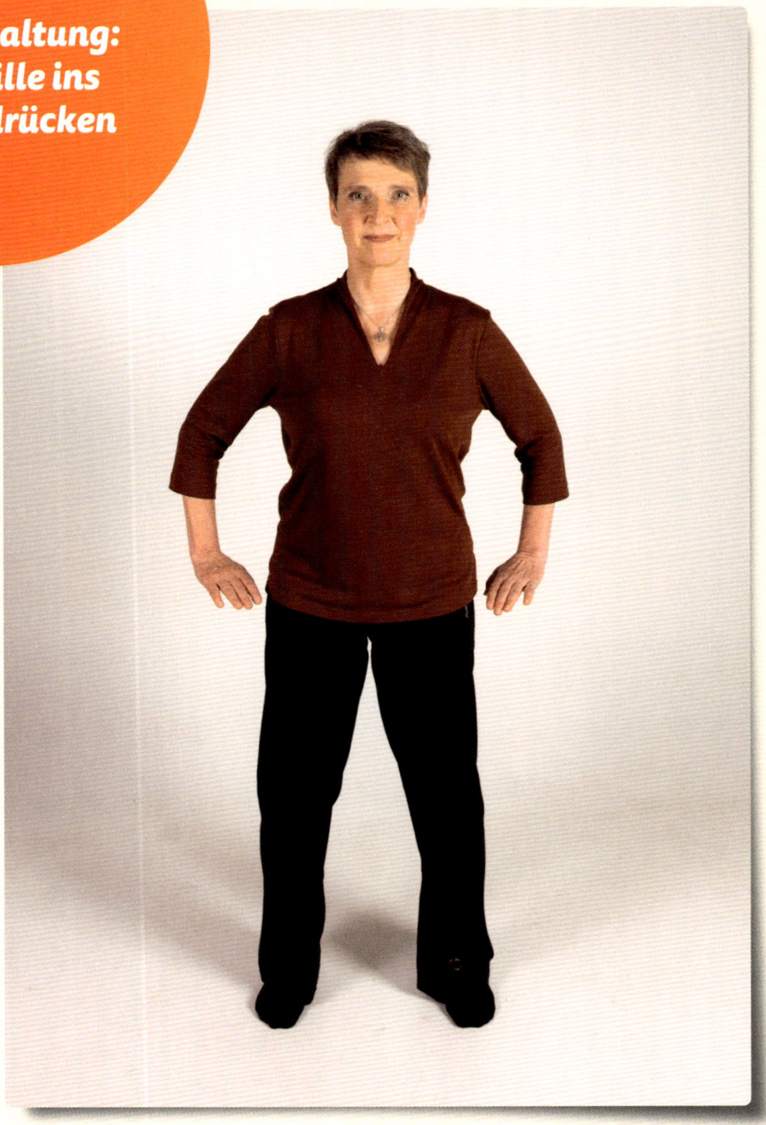

Herkunft der Übung

Qigong Yangsheng nach Jiao

Stärkende Aspekte

- Die aufrechte Haltung wird geübt.
- Fokus vor allem auf das Sinken des Qi (und des Körpers) durch die Betonung des Nach-unten-Drückens der Bälle ins Wasser mit der Ausatmung.
- Stärkt die Mitte, „Leber“, „Milz“, „Niere“.

Bewegung des Körpers

- Die Yin-Hände (Handflächen nach unten) drücken mit der Ausatmung nach unten, als wolle man sich auf etwas abstützen (vor allem der Oberkörper dehnt sich dabei aus, der Nacken wird lang).
- Mit der Einatmung ziehen die Hände zurück nach oben, als müsse man etwas anheben, das auf den Handrücken liegt (der Oberkörper zieht sich dabei hauchfein Richtung Körpermitte wieder zusammen).

Bewegung der Atmung

- Die Ausatmung wird leicht betont.
- Die Bewegung der Atmung geht mit der Ausatmung gedanklich nach unten.

Bewegung der Vorstellungskraft/Aufmerksamkeit

- Mit der Ausatmung dehnt sich die Energie im Körper, ausgehend vom unteren Dantian, aus, mit der Einatmung verdichtet sich die Energie dorthin wieder. (Verbrauchtes, Altes wird mit der Ausatmung abgegeben; Frisches, Neues wird mit der Einatmung aufgenommen.)

- Unten 70, oben 30: Der Unterkörper ist kräftig und fest wie der Stamm einer Kiefer. Die Kiefer steht stabil am Boden und ist gut verwurzelt; die Füße sind es auch. Der Stamm trägt sicher seine Krone.

Assoziationen/Imaginationen

- Ich stehe aufrecht und strahle Selbstsicherheit und innere Ruhe aus.
- Meine Basis trägt mich. Hier kann ich mich kraftvoll abstützen.

Ausführliche Anleitung der Übung

Dauer/Wiederholungen

Mindestens eine Minute oder 20 Atemzüge lang halten.

Zwei Bälle ins Wasser drücken

- Die Füße stehen parallel zueinander.
- Die Knie sind locker, leicht gebeugt, nie starr durchgestreckt.
- Die Arme sind seitlich neben dem Körper, die Achseln sind „leer" (als wäre dort eine Art Energiekugel oder ein kleiner Ball).
- Die Handflächen zeigen nach unten (Yin) und sind nicht ganz durchgestreckt.
- Die Fingerspitzen zeigen leicht nach innen.
- Diese Haltung mindestens eine Minute lang halten, dabei die bisherigen Basisaspekte Revue passieren lassen, die Haltung ggf. leicht korrigieren.
- Weitere Basisaspekte beachten:
  - Das Kinn ist leicht zurückgehalten, der Nacken ist entspannt.
  - Die Mundwinkel sind leicht zu einem Lächeln nach oben gezogen.
  - Der Blick ist in die Ferne gerichtet, ohne zu fokussieren.

Abschluss: Übergang mit der zweiten Kreisbewegung in die 3. Pfahlhaltung

- Die Hände „schieben" die Bälle mit einer Ausatmung nach vorn weg und werden nach vorn/oben angehoben, bis die Hände in etwa auf Brusthöhe sind, die Fingerspitzen der Zeigefinger haben 3–5 cm Abstand zueinander; die Ellbogen drängen nach außen, bleiben tiefer als die Hände.
- Dann ziehen die (Yin-)Hände zunächst auf derselben Höhe auseinander, als wollten sie einen großen Kreis malen, die Unterarme etwas nach außen wegdrücken („den Bambusstrauch auseinanderbiegen").
- Sind die Hände über die Schultern hinaus, werden sie nach unten geführt („die Energie nach unten führen").
- Auf Höhe des unteren Dantian schließen die Hände die kreisförmige Bewegung, die Yin-Hände werden zu Yang-Händen (Handflächen zeigen nach oben).
- Vor dem Unterbauch kommen die Yang-Hände auf gleicher Höhe zusammen, die Fingerspitzen zeigen zueinander (Abstand dazwischen: maximal Faustbreite).

Pfahlhaltungen

3. Pfahlhaltung: Balltragende Haltung

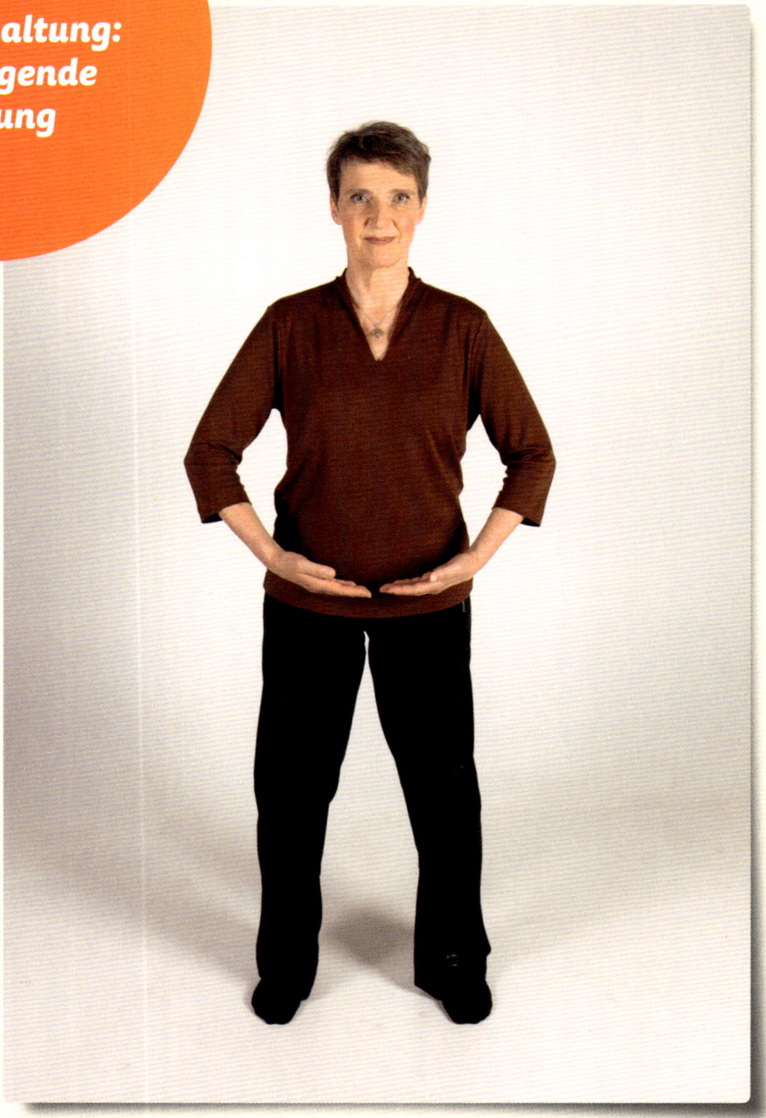

Herkunft der Übung

Qigong Yangsheng nach Jiao

Stärkende Aspekte

- » Die aufrechte Haltung wird geübt.
- » Steigen und Sinken des Qi.
- » Qi wird im Dantian gesammelt, die Mitte wird gestärkt.
- » Fördert die Stabilität im Körper.
- » Stärkt „Leber“ und „Magen“.

Bewegung des Körpers

- » Die Yang-Hände (Handflächen nach oben) tragen etwas mit leichtem oder mittlerem Gewicht (Kraftidee/Spannung in den Fingern erzeugen).
- » Leichtes, kaum sichtbares Kreisen in den Armgelenken (Schultern, Ellbogen, Handgelenke) im Rhythmus des Atems. Dadurch kreiseln die Hände leicht vor dem unteren Dantian.
- » *Diese Haltung ist auch die Ruhehaltung zwischen den einzelnen Übungen!*

Bewegung der Atmung

- » Die Ausatmung öffnet am unteren Dantian vor allem nach vorn (unterstützt durch die feinen Handbewegungen) und schließt mit der Einatmung zum mittleren unteren Dantian hin.
- » Bei Ruhehaltung: Einatmung durch die Nase zum unteren Dantian, Ausatmung gedanklich vom Dantian zu den Füßen; 70 aus, 30 ein.

Bewegung der Vorstellungskraft/Aufmerksamkeit

- Aufmerksamkeit im Dantian bewahren, weniger der Bewegung von Händen und Atmung folgen.
- In der Ruhehaltung wandert die Aufmerksamkeit mit der Ausatmung vom unteren Dantian zu den Füßen oder den Wurzeln der Füße.

Assoziationen/Imaginationen

- Ich stehe stabil und bin gleichzeitig beweglich.
- Ich kann die Dinge tragen.
- Was ich nicht tragen kann/mag, gebe ich nach außen ab.

Ausführliche Anleitung der Übung

Dauer/Wiederholungen

Mindestens eine Minute oder 20 Atemzüge lang halten.

Balltragende Haltung

- Die Füße stehen parallel zueinander.
- Die Knie sind locker, leicht gebeugt, nie starr durchgestreckt.
- Die Arme sind seitlich neben dem Körper, die Achseln sind „leer“ (als wäre dort eine Art Energiekugel oder ein kleiner Ball), die Ellbogen drängen leicht nach außen.
- Die Yang-Hände befinden sich vor dem unteren Dantian. Die Armgelenke bewegen sich leicht im Rhythmus der Atmung. Dadurch entsteht in den Händen ein Kreiseln, kaum wahrnehmbar, auf einer horizontalen Linie vor dem Dantian: mit der Ausatmung nach vorn-außen, mit der Einatmung nach hinten-innen, zurück zur Ausgangshaltung. Dieses Kreiseln nicht aktiv herbeiführen, allenfalls die wahrgenommene feine Bewegung etwas nachzeichnen.

- Diese Haltung mindestens eine Minute lang halten, dabei die bisherigen Basisaspekte Revue passieren lassen, die Haltung ggf. leicht korrigieren.
- Sich nun dem letzten Basisaspekt zuwenden:
  Die Aufmerksamkeit wandert von der Stirn ins untere Dantian. Von hier aus die Übung erleben, als säße man selbst wie ein kleiner Buddha in der Beckenschale. Die Aufmerksamkeit auch während der folgenden Übungen immer wieder zum unteren Dantian zurückkehren lassen.

Abschluss

Die 3. Pfahlhaltung ist auch gleichzeitig die Ruhehaltung!

Als Ruhehaltung

- Das Nachzeichnen des Kreiselns der Hände einstellen, ruhiger halten.
- Die Aufmerksamkeit wandert mit der Einatmung von der Nase gedanklich bis zum unteren Dantian.
- Mit der Ausatmung wandert die Aufmerksamkeit vom unteren Dantian zu den Füßen oder auch durch sie hindurch, in den Erdboden zu den Wurzeln.
- Mindestens für drei Atemzüge wiederholen.

Reguliere den Atem, beruhige den Geist

Herkunft der Übung

15 Ausdrucksformen, Spiel der 5 Tiere; bei allen 8 Brokatübungen nach Jiao als Anfangsbewegung

Stärkende Aspekte

- Reguliert den Atem, beruhigt den Geist.
- Harmonisiert das Qi zwischen dem oberen, mittleren und unteren Erwärmer.
- Stabilisiert die Mitte, „Magen“ und „Lunge“.

Bewegung des Körpers

- Yang-Hände steigen bis auf Brusthöhe; Hände drehen.
- Yin-Hände sinken bis auf Höhe des unteren Dantian; Hände drehen.
- Mit dem Steigen der Hände steigt auch der Körper leicht, mit dem Sinken der Hände sinkt der Körper in die Grundhaltung zurück.

Bewegung der Atmung

- Mit der Einatmung steigen die Hände. Hände sind leicht, ohne viel Spannung.
- Mit der Ausatmung sinken die Hände, nun mit leichter Kraftidee.

Bewegung der Vorstellungskraft/Aufmerksamkeit

- Die Aufmerksamkeit folgt der Atmung.
- Die Aufmerksamkeit nicht höher als auf Brusthöhe lenken.
- Der Schwerpunkt der Aufmerksamkeit liegt bei der Ausatmung und dem Nach-unten-Drücken der Hände = Nach-unten-Führen des Qi (30 Einatmung, 70 Ausatmung).

Assoziationen/Imaginationen

- Ich habe es in der Hand, mich selbst in die Ruhe zu führen.
- Zuversichtlich atme ich und beruhige meinen Geist.
- Ich atme ein, und ich weiß, dass ich einatme. Ich atme aus, und ich weiß, dass ich ausatme.
- Ich bin gelassen und lasse den Dingen ihren Lauf.

Ausführliche Anleitung der Übung

Dauer/Wiederholungen

Die Hände 8-mal auf und wieder ab bewegen.

Bewegungsabfolge (Reguliere den Atem …)

- Die Füße stehen parallel zueinander.
- Die Knie sind locker, leicht gebeugt, nie starr durchgestreckt.
- Die Arme sind seitlich neben dem Körper, die Achseln sind „leer“ (als wäre dort eine Art Energiekugel oder ein kleiner Ball).
- Die Yang-Hände befinden sich vor dem unteren Dantian.
- Aus dieser Ruhehaltung steigen die Yang-Hände mit der Einatmung bis auf Brusthöhe (mittleres Dantian, oberer Erwärmer), dabei steigt der Körper leicht (Knie gehen aus der Beugung, werden aber nicht ganz gestreckt).
- Die Hände drehen zu Yin-Händen (Handflächen zeigen nach unten).
- Yin-Hände sinken mit der Ausatmung mit einer Kraftidee bis vor das untere Dantian, der Körper sinkt leicht (Knie werden wieder mehr gebeugt).
- Hände drehen zu Yang-Händen (Handflächen zeigen wieder nach oben).

Abschluss: Ruhehaltung

- Die Yang-Hände sind ruhig vor dem unteren Dantian.
- Die Aufmerksamkeit wandert mit der Einatmung von der Nase gedanklich bis zum unteren Dantian.
- Mit der Ausatmung wandert die Aufmerksamkeit vom unteren Dantian zu den Füßen oder auch durch sie hindurch, in den Erdboden zu den Wurzeln.
- Mindestens für drei Atemzüge wiederholen.

Schiebe den Berg mit beiden Händen

Herkunft der Übung

15 Ausdrucksformen nach Jiao

Stärkende Aspekte

» Die eigenen Grenzen wahrnehmen.
» Der eigenen Kräfte gewahr werden.
» Die Dinge in die Hand nehmen.
» Kräftigung der Beine, des unteren Rückens.
» Stärkung des Nieren-Qi.

Bewegung des Körpers

» Die Bewegung geht im angedeuteten Bogenschritt leicht zur Seite.
» Die Yang-Hände (Handflächen zeigen nach vorn) schieben mit einer Kraftidee den Berg (oder an ihm entlang vom Fuß des Berges bis zu seinem Gipfel).
» Die Yin-Hände ziehen etwas mit einer Kraftidee zu sich heran.

Bewegung der Atmung

» Mit dem Ausatmen Steigen/Wegschieben der Hände.
» Mit dem Einatmen Sinken/Heranziehen der Hände.

Bewegung der Vorstellungskraft/Aufmerksamkeit

» Aufmerksamkeit 70 im unteren Dantian/Aufmerksamkeit 30 wie folgt:
» Aufmerksamkeit folgt den Händen: vom unteren Dantian (näher am Körper) hinauf bis auf Brusthöhe und wieder zurück.
» Dabei Aufmerksamkeit wechseln lassen – mal das Wegschieben fokussieren, mal das Heranziehen.
» Die Kraft zum Schieben kommt aus der Erde und fließt durch die Füße und den Körper bis zu den Händen.

Assoziationen/Imaginationen

- Mit eigener Kraft schaffe ich es, Hindernisse aus dem Weg zu räumen.
- Was ich nicht brauche, was mir nicht guttut, schiebe ich von mir weg. Was ich brauche, was mir guttut, hole ich zu mir heran.
- Ich weiß, was ich brauche und wovon ich mich verabschieden will.
- Ich schaffe mir meinen eigenen Raum.
- Ich wahre und schütze meine Grenzen.

Ausführliche Anleitung der Übung

Dauer/Wiederholungen

4-mal nach links, danach 4-mal nach rechts.

Bewegungsabfolge (Schiebe den Berg ...)

- Die Füße stehen parallel zueinander.
- Die Yang-Hände befinden sich vor dem unteren Dantian (Ruhehaltung).
- Mit einer Einatmung das Gewicht auf rechts verlagern (Gewichtsverteilung: rechts 70, links 30), den linken Fuß auf der Ferse um 45 Grad nach außen drehen und wieder ganz auf dem Boden absetzen, dabei den Körper etwas sinken lassen (angedeuteter Bogenschritt); gleichzeitig drehen die Yang-Hände über innen nach außen (Achtung: Hände bleiben vor dem unteren Dantian!); Daumen und Zeigefinger beider Hände bilden ein Dreieck, ohne sich zu berühren.
- Mit der Ausatmung schieben die Hände mit einer Kraftidee nach oben. Der Winkel der Ellbogen verändert sich dabei kaum, die Bewegung kommt vielmehr aus dem Schultergelenk/Oberarm; die Hände gehen kaum über die Fußspitzen hinaus (Arme nicht zu weit nach vorn strecken); mit einer gedachten Linie von der Hüfte zu den Füßen bleiben die Hände innerhalb dieser Linie, schieben also auf der Innenseite der Beine; gleichzeitig wird

das Gewicht auf das vordere linke Bein verlagert (Gewichtsverteilung: vorn 70, hinten 30, Aufmerksamkeit hinteres Bein: 70).

- Die Atmung wird kurz angehalten, dabei drehen die Hände, die Handflächen zeigen nach innen; die Handkanten bilden in etwa einen 90°-Winkel (das Dreieck bleibt erhalten).
- Mit der Einatmung werden die Hände wieder nach unten vor das untere Dantian geführt, Hände, v. a. Fingerspitzen, ziehend, mit einer Kraftidee.
- Wieder kurzes Innehalten der Atmung und Drehen der Hände.
- Noch dreimal wiederholen.
- Abschließend für diese Seite mit der Einatmung den linken Fuß wieder parallel in den schulterbreiten Stand bringen.
- Die Übung auf der rechten Seite wiederholen:
- Mit der nächsten Einatmung das Gewicht auf links verlagern (Gewichtsverteilung: links 70, rechts 30), den linken Fuß auf der Ferse um 45 Grad nach außen drehen und wieder ganz auf dem Boden absetzen;
- gleichzeitig drehen die Yang-Hände über innen nach außen etc.
- Abschließend den rechten Fuß wieder parallel stellen.

Abschluss: Ruhehaltung

- Die Yang-Hände sind ruhig vor dem unteren Dantian.
- Die Aufmerksamkeit wandert mit der Einatmung von der Nase gedanklich bis zum unteren Dantian.
- Mit der Ausatmung wandert die Aufmerksamkeit vom unteren Dantian zu den Füßen oder auch durch sie hindurch, in den Erdboden zu den Wurzeln.
- Mindestens für drei Atemzüge wiederholen.

Der Schritt des Bären

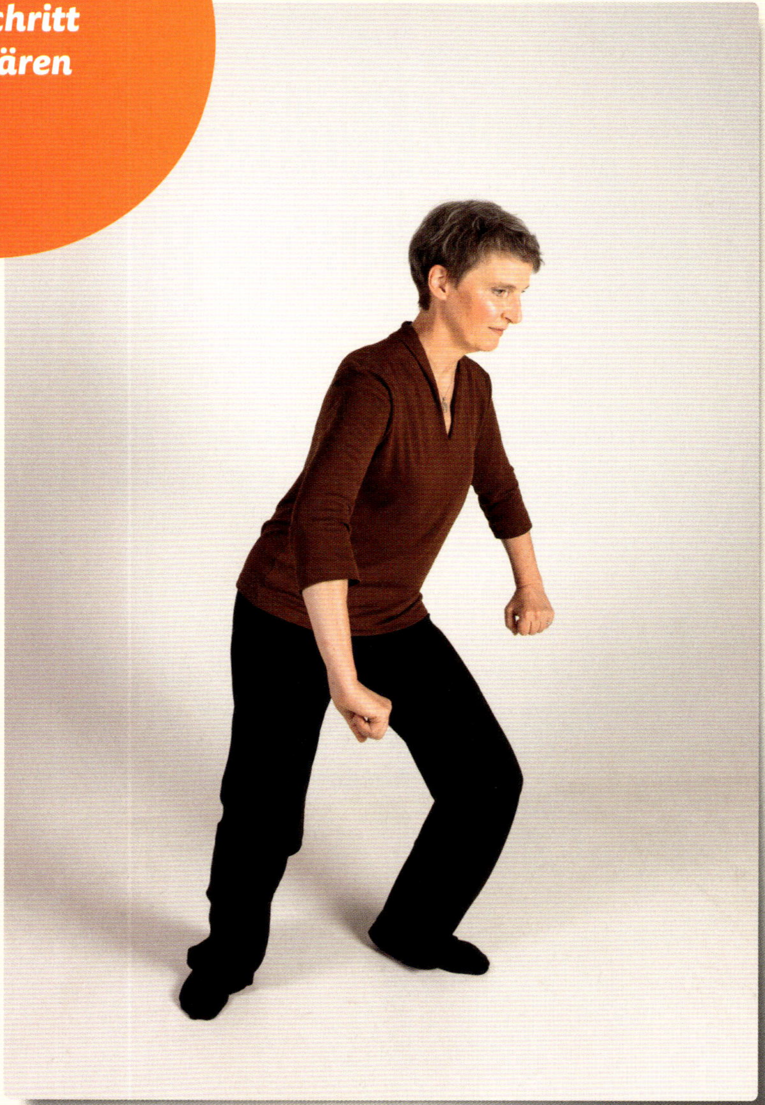

Herkunft der Übung

Spiel der 5 Tiere nach Jiao (der Yin-Aspekt im Paar Bär und Kranich)

Stärkende Aspekte

- Sich der eigenen Bärenkräfte gewahr werden.
- Stärkung des Erd-Elements, „Milz"/„Magen".
- Kräftigung des Oberkörpers und des unteren Rückens.
- Die Bodenhaftung spüren (sinkendes Qi).
- Ausgewogenheit, Ausgeglichenheit, Stabilität.

Bewegung des Körpers

- Die Bewegung geht im angedeuteten Bogenschritt leicht zur Seite.
- Die Hände werden zu (hohlen) Bärentatzen.
- Betonung des Schiebens/Wegdrückens mit den Armen nach außen.
- Tatzen werden halbkreisförmig über außen nach vorn bewegt und in zwei kleineren Halbkreisen wieder zurück nach innen geführt (Brezelmuster).

Bewegung der Atmung

- Mit der Ausatmung erfolgen die Vorwärtsbewegung und das Öffnen der Kreisbewegung.
- Mit der Einatmung erfolgen die Rückwärtsbewegung und das Schließen der Kreisbewegung.

Bewegung der Vorstellungskraft/Aufmerksamkeit

- Das (Weg-)Schieben, Platzschaffen mit den Ellbogen, das halbkreisförmige Öffnen werden betont, Kraftidee nach seitlich-außen/vorn.
- Der Bär ist außen stattlich, stabil, fest, kräftig und innen erdverbunden, leicht, beweglich, selbstsicher.

Assoziationen/Imaginationen

- Ich bin stark und ruhig wie ein Bär.
- Mit der Kraft des Bären bin ich nicht zu übersehen und fest mit der Erde verwurzelt.
- Ich habe ein dickes Fell, das mich schützt.
- Was in meinem Weg liegt und für mich nicht von Vorteil ist, schiebe ich mit meinen kräftigen Armen zur Seite. Was mir nutzt, hole ich zu mir heran.
- Ich habe ein starkes Selbstvertrauen. Mit jedem Schritt wächst es.
- Ich ruhe in meiner Mitte und gehe Schritt für Schritt meinen Weg.

Ausführliche Anleitung der Übung

Dauer/Wiederholungen

4-mal, jeweils nach links und rechts im Wechsel.

Bewegungsabfolge (Der Schritt des Bären)

- Die Füße stehen parallel zueinander.
- Die Yang-Hände befinden sich vor dem unteren Dantian (Ruhehaltung).
- Mit einer Einatmung das Gewicht nach rechts verlagern (Gewichtsverteilung: rechts 70, links 30), den linken Fuß über die Ferse um 45 Grad nach außen drehen und wieder ganz auf dem Boden absetzen, dabei den Körper bewusst und deutlich sinken lassen (angedeuteter Bogenschritt); gleichzeitig drehen die Yang-Hände vor dem unteren Dantian über innen nach unten und schließen zu offenen Fäusten (man könnte hindurchschauen wie durch ein Fernglas), Daumen auf den Fingerkuppen.
- Mit einer Zwischenatmung (aus und wieder ein) diese Haltung genießen.

- Mit der nächsten Ausatmung werden die Ellbogen mit einer Kraftidee bewusst nach seitlich-außen und etwas nach vorn geführt; dabei die Gestalt eines großen, kräftigen Bären imaginieren; durch das gleichzeitige Verlagern des Gewichts zeichnen die Fäuste Halbkreise nach außen und vorn (Gewichtsverteilung: maximal 70 vorn, 30 hinten); die Fäuste gehen nicht über den vorderen Fuß hinaus, die Ellbogen drängen deutlich nach außen.
- Mit der Einatmung wird das Gewicht wieder zurückverlagert, die Fäuste malen zwei kleinere Halbkreise nach innen/zurück, sodass die Fäuste mit Erreichen der Ausgangsposition wieder vor dem unteren Dantian sind.
- Die Füße stehen wieder parallel zueinander.
- Nun wird die Übung nach rechts auf dieselbe Art praktiziert.
- Mit einer Einatmung das Gewicht nach links verlagern (Gewichtsverteilung: links 70, rechts 30), den rechten Fuß auf der Ferse um 45 Grad nach außen drehen und wieder auf dem Boden absetzen, das Gesäß hat sinkende Kraft (angedeuteter Bogenschritt);
- Kreisbewegung nach vorn über seitlich-außen wiederholen …
- Nach weiteren drei Wiederholungen nach links und rechts im Wechsel zurück in die Ausgangshaltung gehen.

Abschluss: Ruhehaltung

- Die wieder offenen Yang-Hände sind ruhig vor dem unteren Dantian.
- Die Aufmerksamkeit wandert mit der Einatmung von der Nase gedanklich bis zum unteren Dantian.
- Mit der Ausatmung wandert die Aufmerksamkeit vom unteren Dantian zu den Füßen oder auch durch sie hindurch, in den Erdboden zu den Wurzeln.
- Mindestens für drei Atemzüge wiederholen.

Der Kranich breitet seine Schwingen aus

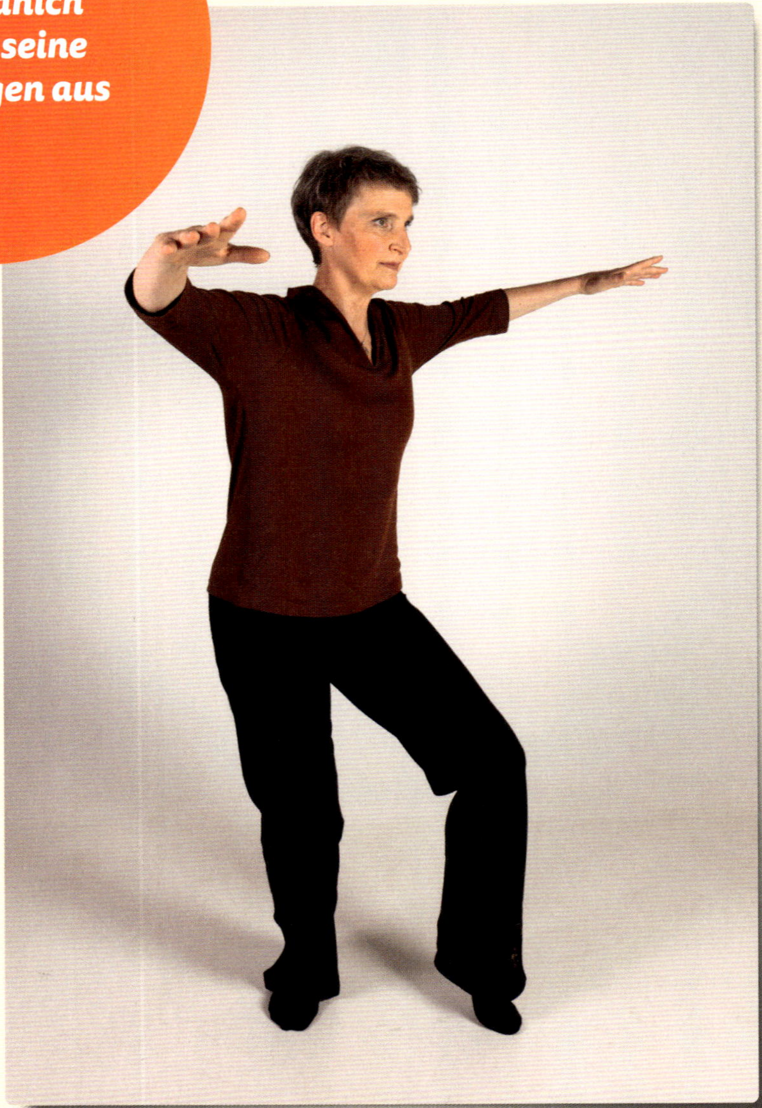

Herkunft der Übung

Spiel der 5 Tiere nach Jiao (der Yang-Aspekt im Paar Bär und Kranich)

Stärkende Aspekte

» Üben eines sicheren Gleichgewichts.
» Abstand zu den Dingen erlangen.
» Weit werden und tief einatmen.
» Stärkung des Metall-Elements.
» Umfassende Wirkung auf das Meridiansystem.

Bewegung des Körpers

» Die Bewegung geht im angedeuteten Sitz-Bogenschritt leicht zur Seite.
» Gewichtsverteilung: 90 Standbein, 10 vorderes Bein.
» Die Hände werden zu Kranich-Schwingen (Finger bewusst gespreizt).
» Betonung des Ausbreitens der Arme zu Kranich-Schwingen und des Getragen-Seins auf den Luftschichten.

Bewegung der Atmung

» Mit der Einatmung erfolgt das Steigen der Schwingen und Füllen der Lungen.
» „Gleiten" der Schwingen: kl. Absenken = ausatmen, kl. Steigen = einatmen.
» Mit der Ausatmung erfolgt das Sinken der Schwingen und das Sammeln.

Bewegung der Vorstellungskraft/Aufmerksamkeit

» Die Aufmerksamkeit wandert zwischen unterem Dantian und Brusthöhe.
» Aufmerksamkeit unten 70, oben 30 – als würde man bis zum Bauchnabel im Wasser stehen. Das Ausdehnen und Schweben im Flug wahrnehmen.

- Der Kranich ist leichtfüßig (aber mit stabilem Stand!) und gewandt, fliegt schwerelos und majestätisch, wird von der Luft getragen, spielt mit Luft und Wolken.
- Der Kranich ist reine Ruhe in Schönheit und Anmut.

Assoziationen/Imaginationen

- Ich finde mein Gleichgewicht und stehe erhaben. In mir herrscht Stille.
- Ich bin getragen. Meine Schwingen tragen mich auf unsichtbaren Luftschichten.
- Ich spüre die Leichtigkeit und lasse los.
- Aus der Vogelperspektive kann ich die Dinge mit Abstand betrachten. Von hier oben sehen die Dinge anders, „kleiner" aus. Ich sehe mehr von dem, was die Dinge umgibt.

Ausführliche Anleitung der Übung

Dauer/Wiederholungen

4-mal, jeweils nach links und rechts im Wechsel.

Bewegungsabfolge (Der Kranich ...)

- Die Füße stehen parallel zueinander.
- Die Yang-Hände befinden sich vor dem unteren Dantian (Ruhehaltung).
- Mit einer Einatmung das Gewicht nach rechts verlagern (Gewichtsverteilung: rechts 90, links 10), den linken Fuß über den Ballen um 45 Grad drehen; gleichzeitig die Hände nach innen drehen (Yin-Hände) und vor dem unteren Dantian kreuzen (linke Hand innen, rechte außen), die Finger spreizen.
- Mit der Ausatmung den Körper in den angedeuteten Sitz-Bogenschritt sinken lassen, vorderer Fuß bleibt auf dem Ballen, Gewichtsverteilung bleibt 90/10; die Zehen des vorderen Fußes haben eine heranziehende, scharrende Kraft für einen stabilen Stand.

- Mit der nächsten Einatmung die Arme links und rechts neben dem Körper bis auf Schulterhöhe führen (die Arme bleiben leicht gebeugt, die Hände aus den Augenwinkeln sichtbar), die Handflächen zeigen nach unten (Yin-Hände); beim Steigen der Hände bis auf Nabelhöhe eine Kraftidee aufbauen, als wäre man im Wasser (unten 70), das weitere Steigen durch Luft visualisieren (oben 30). Später beim Sinken genauso vorgehen, oben leichter, unten schwerer (so bleibt das Qi weiter unten, trotz der steigenden Arme bei gleichzeitiger Einatmung).
- Mit der nächsten Ausatmung mit den „Schwingen" wie auf einem Luftkissen gleiten mit einer kaum merklichen Abwärtsbewegung, mit der Einatmung wieder leicht steigen. Ein-/zweimal wiederholen.
- Abschließend mit einer Ausatmung die Arme wieder nach unten führen, linken Fuß über den Ballen wieder in den parallelen Stand drehen, absetzen; die Hände sind so gekreuzt, dass die rechte Hand innen liegt.
- Nun die Übung nach rechts praktizieren.
- Mit einer Einatmung das Gewicht nach links verlagern (Gewichtsverteilung: links 90, rechts 10), den linken Fuß über den Ballen um 45 Grad drehen.
- Mit der Ausatmung den Körper in den angedeuteten Sitz-Bogenschritt sinken lassen, vorderer Fuß bleibt auf dem Ballen, Gewicht bleibt 90/10 etc.
- Diese Übung noch dreimal in beide Richtungen im Wechsel wiederholen, dann zurück in die Ausgangshaltung.

Abschluss: Ruhehaltung

- Die Yang-Hände sind ruhig vor dem unteren Dantian.
- Die Aufmerksamkeit wandert mit der Einatmung von der Nase gedanklich bis zum unteren Dantian.
- Mit der Ausatmung wandert die Aufmerksamkeit vom unteren Dantian zu den Füßen oder auch durch sie hindurch, in den Erdboden zu den Wurzeln.
- Mindestens für drei Atemzüge wiederholen.

Himmel und Erde verbinden, die eigene Mitte stärken

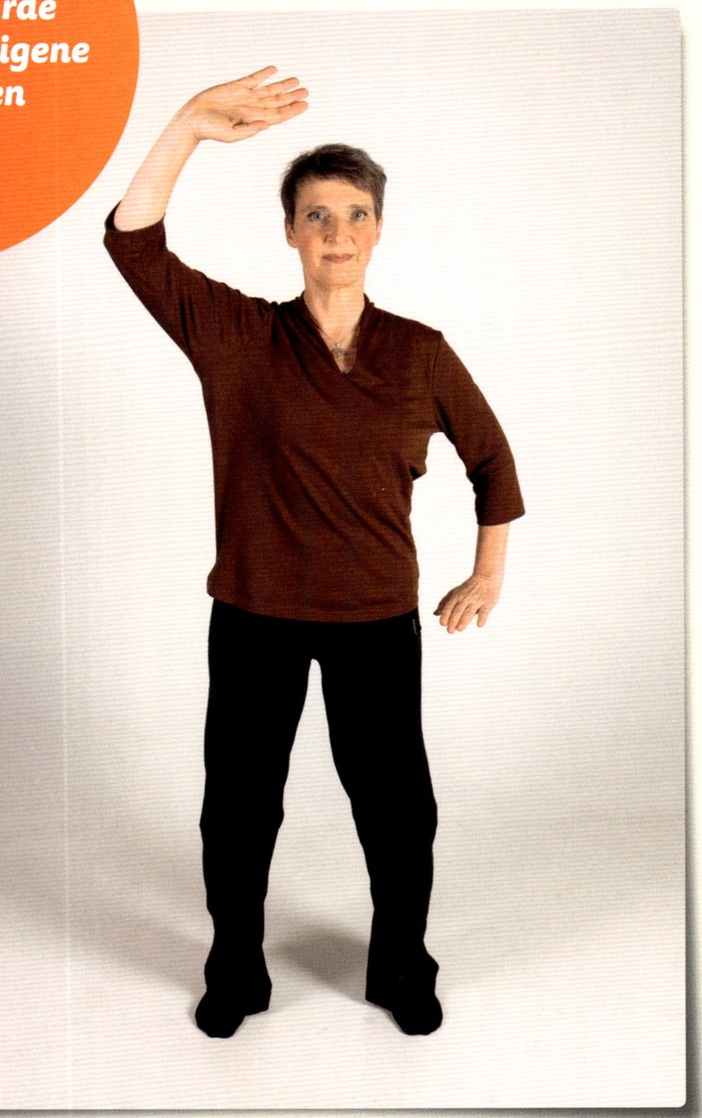

Herkunft der Übung

8 Brokate nach Jiao

Stärkende Aspekte

- Harmonisierung von Yin und Yang.
- Stärkung der Mitte.
- Sich als Teil des Universums wahrnehmen.
- Stärkt „Milz" und „Magen", außerdem auch „Niere", „Lunge" und „Leber".

Bewegung des Körpers

- Einstiegsübung: Reguliere den Atem, beruhige den Geist.
- Die Hände ziehen wie auf Kreisbahnen auseinander, eine Hand steigt (Yang-Hand = Himmel), die andere kreist auf Hüfthöhe (Yin-Hand = Erde).
- Zum Auflösen der Übung kommen die Hände auf Kreisbahnen auf Brusthöhe zusammen und malen einen großen Kreis zurück zur Ausgangshaltung.

Bewegung der Atmung

- Einstiegsübung: Hände steigen = Einatmung; Hände sinken = Ausatmung.
- Bei den Kreisbewegungen: Ausatmen im Öffnen und/oder Steigen, Einatmen im Schließen und/oder Sinken.

Bewegung der Vorstellungskraft/Aufmerksamkeit

- Die Aufmerksamkeit ruht im unteren Dantian, auch mit den sich bewegenden Händen!
- Mit den Händen wird das Taiji (das Yin/Yang-Symbol) gezeichnet.
- Die nach unten gerichtete Kraft ist stärker als die nach oben gerichtete!
- Das Dantian als Mittelpunkt zwischen Himmel und Erde wahrnehmen.

Assoziationen/Imaginationen

- Ich fühle mich verbunden mit den Mächten, die mich umgeben.
- Ich bin ein Teil des Universums. Alles ist richtig, wie es ist.
- Ich bin hier und du bist da. Wir sind verbunden.
- Für mich selbst und in meinem eigenen Leben stehe ich im Mittelpunkt. Von hier geht alles los.
- Ich kann die Ereignisse gut „verdauen“.

Ausführliche Anleitung der Übung

Dauer/Wiederholungen

2-mal, nach links und rechts im Wechsel.

Bewegungsabfolge (Himmel und Erde verbinden ...)

- Die Füße stehen parallel zueinander.
- Die Yang-Hände befinden sich vor dem unteren Dantian (Ruhehaltung).
- Von hier aus steigen die Hände wie in der Übung „Reguliere den Atem, beruhige den Geist“ (Yang-Hände steigen (30), einatmen; Yin-Hände sinken (70), ausatmen).
- Sind die Yin-Hände vor dem unteren Dantian angekommen, noch einmal einatmen, dann ziehen die Hände mit der nächsten Ausatmung in Halbkreisen auseinander: Die linke Hand steigt in einem größeren Halbkreis gen Himmel (Yang-Hand nach vorn), die rechte Hand bleibt auf einer horizontalen Linie, malt einen kleineren Halbkreis und zeigt als Yin-Hand zur Erde; auf halber Strecke beginnt die Einatmung (bei der schließenden Bewegung der Halbkreise).
- Beide Hände (linke Hand = Yang-Hand oberhalb des Kopfes, rechte Hand = Yin-Hand neben der Hüfte) erreichen in gleicher Geschwindigkeit ihr Ziel.

- In der Pfahlhaltung mit der Ausatmung die Hände leicht voneinander weg führen, mit der Einatmung zueinander hin (kleinste Bewegungen, wie am Seidenfaden).
- Mit der nächsten Ausatmung die Hände auf Kreisbahnen nach außen auf Brusthöhe führen, mit der Einatmung die Hände auf Brusthöhe im Halbkreis zusammenbringen.
- Mit der Ausatmung einen großen Halbkreis nach unten malen, mit einer drückenden Kraft nach links und rechts außen beginnen, im Moment des Schließens des Kreises (etwa Hüfthöhe) mit dem Einatmen beginnen (schiebende Kraft), Hände wieder in die Ausgangsposition, die Ruhehaltung bringen.
- Die Übung in die andere Richtung wiederholen, diesmal steigt der rechte Arm, die linke Hand wandert auf die Höhe der linken Hüfte.
- Diese Übung ein weiteres Mal in beide Richtungen wiederholen, dann zurück in die Ausgangshaltung.
- Da diese Übung in Bezug auf die Atmung sehr herausfordernd ist, sollte der Fokus auf die Atmung erst geübt werden, wenn die Bewegungsabfolge sicher beherrscht wird.

Abschluss: Ruhehaltung

- Die Yang-Hände sind ruhig vor dem unteren Dantian.
- Die Aufmerksamkeit wandert mit der Einatmung von der Nase gedanklich bis zum unteren Dantian.
- Mit der Ausatmung wandert die Aufmerksamkeit vom unteren Dantian zu den Füßen oder auch durch sie hindurch, in den Erdboden zu den Wurzeln.
- Mindestens für drei Atemzüge wiederholen.

Der Elefant kreist mit der Hüfte

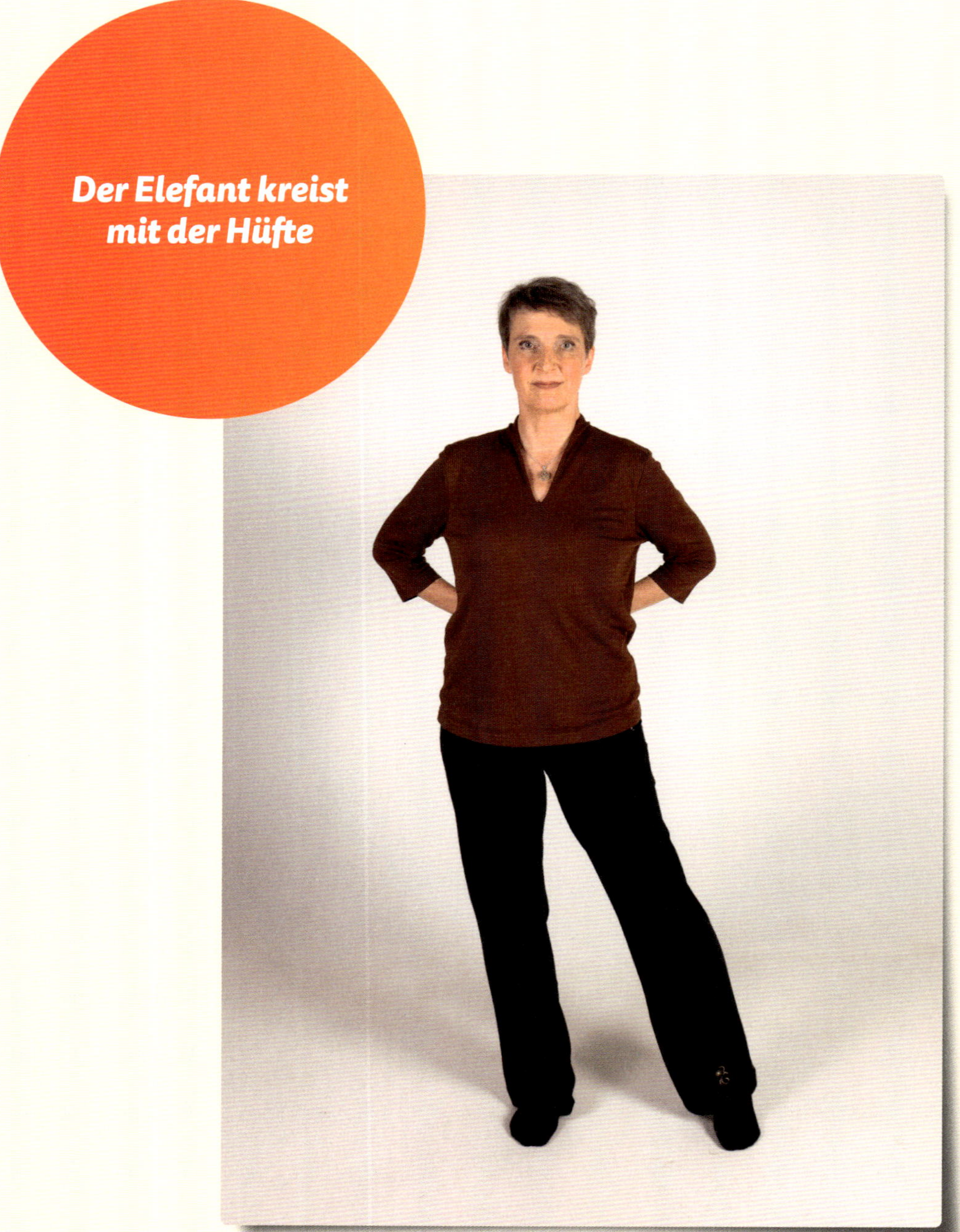

Herkunft der Übung

15 Ausdrucksformen nach Jiao

Stärkende Aspekte

» Die Mitte stabilisieren.
» Das Qi im unteren Dantian sammeln.
» Auch in Bewegung im Gleichgewicht bleiben.
» Sich erden, sich zentrieren.
» Alle Gelenke werden bewegt, alle Leitbahnen aktiviert, v. a. „Leber“ und „Niere“.

Bewegung des Körpers

» Die Hände liegen als Yang-Hände (Handflächen zeigen nach außen) auf dem hinteren unteren Dantian.
» Das Gewicht des Körpers wird kreisförmig an den Außenseiten der Füße über die Zehen und Fersen verlagert, sodass die Hüfte kreisen kann, wodurch alle Gelenke bewegt und alle Leitbahnen harmonisiert werden.

Bewegung der Atmung

» Die Atmung ist natürlich und ruhig.
» Es erfolgt keine Synchronisierung der Atmung mit der Bewegung.

Bewegung der Vorstellungskraft/Aufmerksamkeit

» Die Aufmerksamkeit ruht im mittleren unteren Dantian und kreist mit der Hüfte um das Zentrum.
» Der Körper ist ein Hohlgefäß wie ein Fass, das Qi kreist wie eine Energiekugel an der Körperinnenwand, unter der Haut, mit der Bewegung der Hüfte mit. Durch die Bewegung wird Qi im unteren Dantian angereichert.

- Der Elefant bewegt sich achtsam und langsam-elegant, setzt seinen Fuß umsichtig.

Assoziationen/Imaginationen

- Ich stehe fest mit beiden Beinen am Boden, bin gut verwurzelt.
- Auch wenn es um mich herum schwankt, bewahre ich mein Gleichgewicht.
- So viel sich auch im Außen bewegen mag: Ich spüre mein Zentrum.
- Ich gehe ruhig und bestimmt meinen Weg und achte auf jeden Schritt.

Ausführliche Anleitung der Übung

Dauer/Wiederholungen

Gewicht jeweils auf rechts: 4-mal nach links über vorn, danach 4-mal nach links über hinten.

Bewegungsabfolge (Der Elefant …)

- Die Füße stehen parallel zueinander, das Gewicht ist achtsam gleichmäßig verteilt.
- Die Yang-Hände befinden sich vor dem unteren Dantian (Ruhehaltung).
- Nun drehen sich die Hände über innen nach außen, die Arme bewegen sich im Bogen um die Körpermitte nach hinten.
- Die Hände werden mit den Handrücken auf den unteren Rücken gelegt, wobei sich Daumen und Zeigefinger berühren und damit ein Dreieck bilden.
- Nun wird das Gewicht nach rechts verlagert (dabei darf sich die linke Ferse vom Boden abheben und der Blick leicht nach links wenden) und das Kreisen der Hüfte um das Körperzentrum herum beginnt (gegen den Uhrzeigersinn), damit auch das Verlagern des Gewichts: nach vorn zu den Zehen rechts, den Zehen links, nach hinten zur Ferse links, zur Ferse rechts, wieder nach vorn, immer an den Außenseiten der Füße entlang.

- Ganz bewusst und langsam wird diese Übung ausgeführt, besonders sorgsam und losgelöst von der Atmung.
- Ist das Gewicht auf den Fersen, verlagert sich der Oberkörper leicht nach vorn, um die Balance zu halten (ohne ins Hohlkreuz zu fallen).
- Von den Fersen geht es auf die rechte Seite zurück zum Ausgangspunkt (rechts mittig).
- Auf den Positionen 12 und 6 Uhr sind beide Füße am Boden, bei 3 Uhr ist das Gewicht rechts, die linke Ferse angehoben, bei 9 Uhr umgekehrt.
- Die Übung wird in diese Richtung noch dreimal wiederholt.
- Dann wird die Übung in die entgegengesetzte Richtung (im Uhrzeigersinn) ausgeführt: Das Gewicht ist wieder auf dem rechten Fuß und nun wird zuerst über die rechte Ferse, dann die linke Ferse etc. über die Außenkanten der Füße verlagert.
- Nach weiteren drei Wiederholungen wird das Gewicht wieder in die Mitte zurückverlagert, die Füße stehen (wohl aktiviert) wieder mit gleichmäßiger Gewichtsverteilung am Boden, die Hände ruhen weiterhin auf dem unteren Rücken.

Abschluss

- Von hier aus erfolgt der Übergang in die Abschlussübung.

Abschlussübung und das „Haus des Qigong“ verlassen

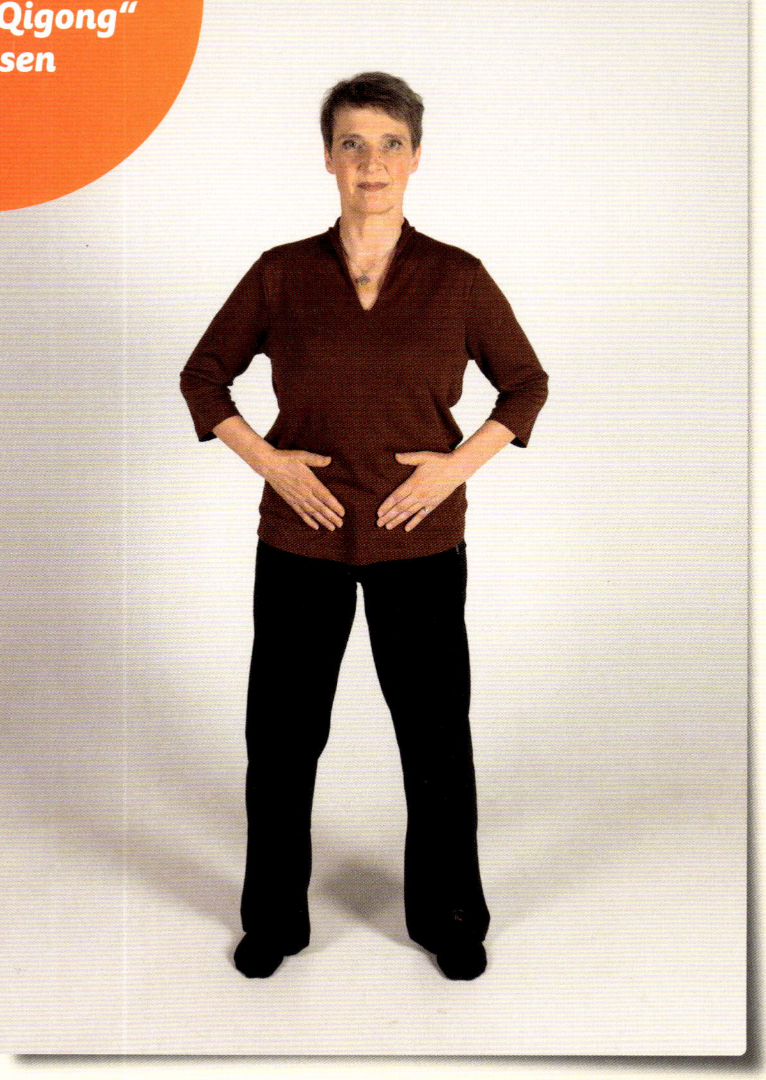

Herkunft der Übung

Qigong Yangsheng nach Jiao

Stärkende Aspekte

- Speicherung des Qi im unteren Dantian.
- Nähren des Nieren-Qi.
- Revitalisierung des Organismus.
- Abschluss der Übungseinheit.

Bewegung des Körpers

- Die Hände verteilen das erzeugte Qi in die Nieren (hinteres unteres Dantian), in das Gürtelgefäß (und darüber in das gesamte Meridiansystem) und in das vordere und mittlere untere Dantian.
- Zum Abschluss wird die Energie zur Wurzel zurückgeführt und das „Haus des Qigong" verlassen.

Bewegung der Atmung

- Die Atmung geht natürlich und ruhig, ohne ihr besondere Beachtung zu schenken.

Bewegung der Vorstellungskraft/Aufmerksamkeit

- Die Aufmerksamkeit ist ganz auf das Einsammeln und Speichern des Qi im unteren Dantian gerichtet und folgt den jeweiligen Handbewegungen.
- Beim „Nieren-Reiben" wird das Steigen/Sinken des Qi betont (30/70), beim „Gürtelgefäß-Schließen" das Sich-Sammeln des Qi. Das „Den-Nabel-Umkreisen" gleicht das Steigen/Sinken, Öffnen/Schließen des Qi-Flusses aus und führt das Qi zum mittleren unteren Dantian zurück. Das „Abstreifen der Energie von den Händen" fördert den Fluss des Herz-Qi, harmonisiert „Herz" und „Niere".

Assoziationen/Imaginationen

» Mit meinen Übungen habe ich viel neues Qi erzeugt. Das erfreut mich.
» Neues Qi stärkt mich. Ich nehme es achtsam auf und schicke es dorthin, wo es mich am meisten nährt.
» Qi gibt mir Kraft. Ich stärke mich, indem ich Qigong übe.

Ausführliche Anleitung der Übung

Die Nieren reiben

» Aus der letzten Übung kommend, werden die Hände gedreht und liegen nun im Bereich des unteren Rückens und der Nieren mit den Handflächen an.
» Kommt man aus einer anderen Übung, geht man zuerst in die Ruhehaltung. Dann beschreibt man eine Drehbewegung der Hände über innen nach außen und eine einsammelnde Bewegung der Arme von vorn nach hinten, bis die Hände ebenfalls auf dem sogenannten *shenshu* liegen (Nierenbereich).
» Der Bereich der Nieren wird massiert: mit den Handballen kleine kreisende Bewegungen nach oben-außen und nach unten-innen. Die Knie können diese Auf- und Abbewegung mitmachen, dadurch steigt und sinkt der Körper.
» Dieses Kreisen viermal wiederholen, die Hände zur Ruhe kommen lassen.

Das Gürtelgefäß (daimai) schließen

» Das Gürtelgefäß ist die einzige horizontal angeordnete Leitbahn im Körper. Es hat eine Verbindung zu allen vertikal verlaufenden Leitbahnen (Meridianen).
» Aus dem Nieren-Reiben heraus mit der Übung beginnen. Mit der Vorstellung, man hätte einen warmen Gürtel um den Körper, wandern die Hände nun Stück für Stück von den Nieren bis zum Nabel – und geben dabei die erzeugte Wärme, das Qi, an alle Leitbahnen ab, sodass der ganze Körper mit frischem Qi versorgt wird.
» Am Nabel angekommen, werden die Hände mit den *Laogong* (den Mittelpunkten der Handteller) auf dem Bereich des Nabels übereinander abgelegt.

» In manchen Qigong-Schulen ist es wichtig, dass Männer (die Yang sind) die linke Hand näher am Körper haben, während Frauen (die Yin sind) die rechte Hand am Körper haben und die linke obenauf. Mein Qigong-Lehrer sieht das entspannt – und schließlich haben wir alle Yin- und Yang-Anteile in uns. Probieren Sie es aus und wählen Sie die für Sie intuitive und/oder angenehmere Variante.

Den Nabel umkreisen

» Mit den aufeinandergelegten Händen wird der Nabel umkreist – zuerst mit einem kleinen Kreis über rechts unten nach links unten, dann nach links oben etc.

» Die Kreise größer werden lassen, oben am Magen kurz verweilen (auch Qi zum Funktionskreis „Magen" senden) und dann die Kreise in die andere Richtung wieder kleiner werden lassen, zum Nabel zurückkehren.

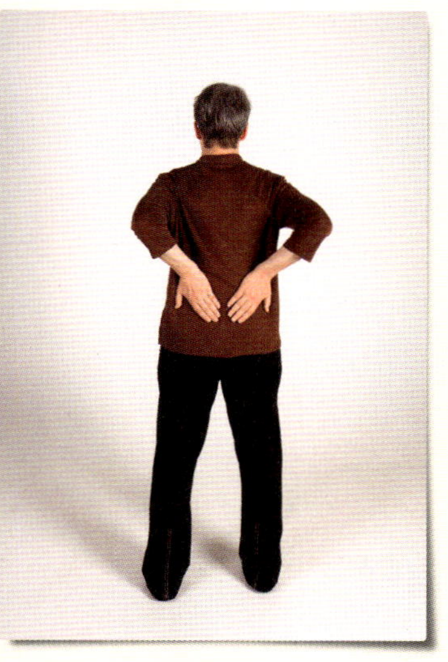

Die Nieren reiben

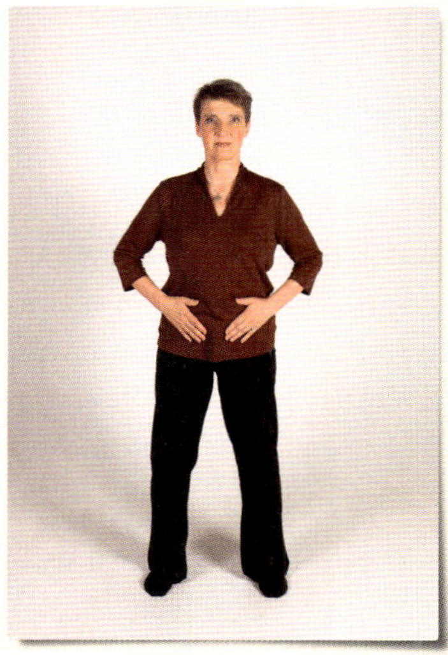

Das Gürtelgefäß schließen

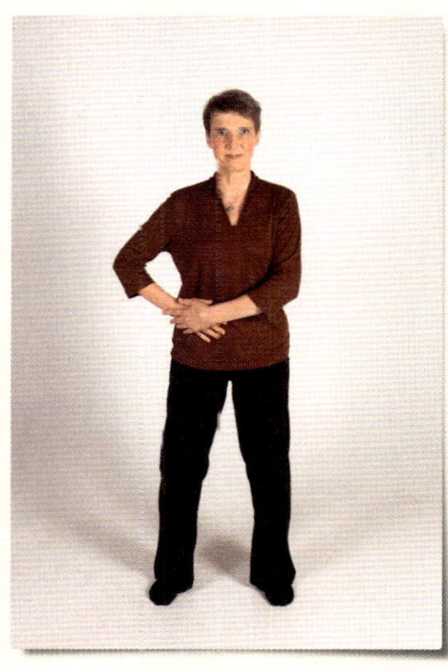

Den Nabel umkreisen

Innehalten

» Die Hände in der Körpermitte zur Ruhe kommen lassen – mit leerem Geist – und die Atembewegung an den Händen beobachten (mind. 3 Atemzüge).

Die Energie von den Händen abstreifen

» Mit einem Gefühl von Ruhe und Wärme lösen sich nun die Hände vom unteren Dantian und werden langsam bis auf Brusthöhe geführt.

» Dort werden die Hände einander gegenübergestellt (Abstand: ca. 3–5 cm). Es wird eine Kraftidee zwischen Handkanten und Nacken aufgebaut, indem die Handkanten leicht auf horizontaler Linie nach vorn bewegt werden. Gleichzeitig, als hätte man ein Gummiband um Handgelenke und Nacken gelegt, gibt es eine leichte Bewegung des Nackens nach hinten, sodass Spannung in den Schultern und Armen aufgebaut wird. Dadurch werden die Funktionskreise „Herz" und „Niere" harmonisiert.

» Stehen sich die Hände wie in einer Gebetshaltung gegenüber, spürt man die erzeugte Wärme an den Händen, vor allem den Handinnenflächen *(Laogong)*. Von diesen *Laogong* wird nun die Energie, die Wärme der Hände, abgestreift und gedanklich Richtung unteres Dantian bewegt, um sie dort zu sammeln.

» Dazu bewegen sich beide Hände: Zuerst bewegt sich die linke Hand auf Höhe der Mittelachse des Körpers nach unten, die rechte Hand leicht nach oben, bis der Mittelfinger der linken Hand unterhalb des Handballens der rechten Hand steht. Dann geht die Bewegung gleichartig wieder zurück.

» Nun wird die rechte Hand nach unten geführt, mit der Vorstellung, die Energie der linken Hand abzustreifen und zum unteren Dantian zu führen.

» Ziehen die Hände auseinander, hebt sich der Körper (ausatmen), kommen sie wieder in die Ausgangsstellung zurück, senkt er sich wieder (einatmen).

» Dies wird noch einmal nach links und rechts wiederholt.

Die Energie zur Wurzel zurückführen und das „Haus des Qigong" verlassen

» Abschließend werden die Hände als Yin-Hände auf Brusthöhe gehalten, die Ellbogen ziehen dazu leicht nach außen.

- » Nun wird die Energie, das Qi, gedanklich zur Wurzel, zum Ursprung, in den Nieren-Bereich zurückgeführt und dort gespeichert. Dadurch wird das vorgeburtliche Qi genährt, was die Lebenskraft fördert.
- » Dazu malen die Yin-Hände abschließend einen großen Kreis: Zuerst wird der Bambusstrauch auseinandergebogen, dann wird die Energie mit der Ausatmung nach unten, zum Ursprung zurückgeführt.
- » Befinden sich die Hände ungefähr auf Hüfthöhe, wird das Gewicht nach rechts verlagert und der linke Fuß bewusst zum rechten zurückgestellt (das „Haus des Qigong" wird damit wieder verlassen); die Hände sinken zeitgleich neben den Körper.
- » Wer mag, verneigt sich noch kurz – vor den allumfassenden Mächten, dem *Dao* o. Ä.

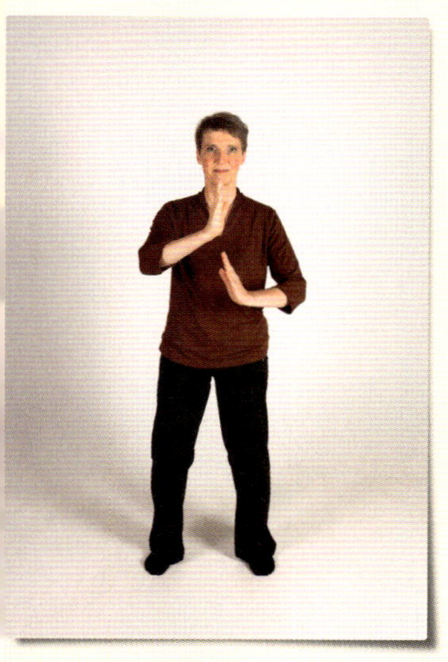

Die Energie von den Händen abstreifen

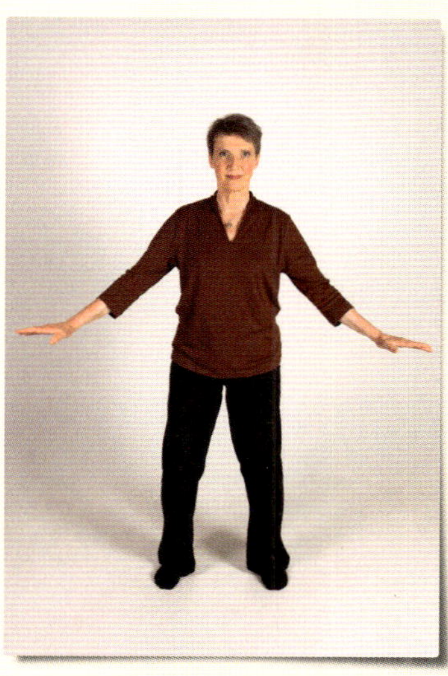

Die Energie zur Wurzel zurückführen

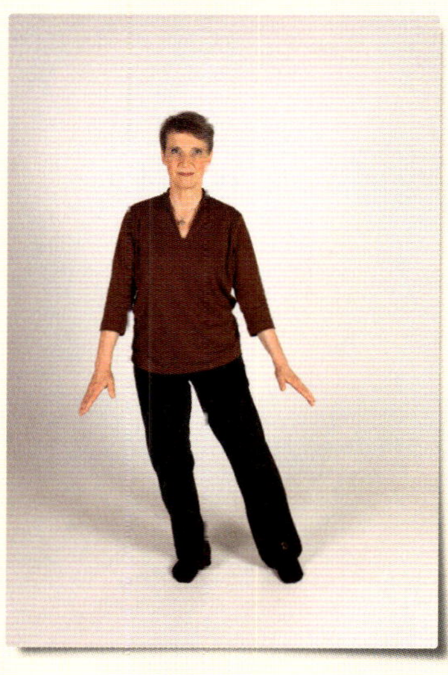

Das „Haus des Qigong" verlassen

Spickzettel I (Kurzanleitung)

Ausgangshaltung: Sich sammeln

» Füße zusammen, Hände im Bereich des Nabels (Bereich des unteren Dantian/Unterbauchs), das Ein- und Ausströmen der Luft an der Nase beobachten (mindestens drei Atemzüge lang).

Das „Haus des Qigong" betreten

» Beide Hände öffnen vor dem Körper, der linke Fuß öffnet in den schulterbreiten Stand.

1. Pfahlhaltung: Stehen wie eine Kiefer (Basisaspekte!), mind. 1 Min.

» Füße stehen parallel zueinander, Achseln sind „leer", Handinnenflächen zeigen zum Körper.

Basisaspekte der Achtsamkeit:

» Den Kontakt der Fußsohlen mit dem Boden wahrnehmen.

» Die wurzelnde Kraft der Füße visualisieren.

» Im Rhythmus des Atems eine feine Bewegung in allen Gelenken zulassen.

» Das Gesäß hat sitzende Kraft, der untere Rücken ist entspannt.

» Bauch und Beckenboden sind leicht eingehalten.

» Der Oberkörper ist leicht nach vorne geneigt.

» Die Arme hängen in den Schultern.

» Die Ellbogen haben sinkende Kraft und drängen leicht nach außen.

» Die Hände haben tragende Kraft bis in die Fingerspitzen.

» **Übergang: 1. Kreisbewegung** – Fingerspitzen drehen nach innen-hinten und weiter um das Handgelenk, bis die Handflächen nach unten zeigen (Yin-Hände).

2. Pfahlhaltung: Zwei Bälle ins Wasser drücken

- Die Basisaspekte präsent halten, weitere hinzunehmen:
  - Das Kinn ist leicht zurückgehalten, der Nacken ist entspannt.
  - Die Mundwinkel sind leicht zu einem Lächeln nach oben gezogen.
  - Der Blick ist in die Ferne gerichtet, ohne zu fokussieren (Augen offen oder geschlossen).
- Gestreckte Yin-Hände auf Hüfthöhe, Daumen nahe der seitlichen Hosennaht.
- Fingerspitzen zeigen leicht nach innen.
- Mit der Ausatmung gedanklich die Bälle mehr aufs Wasser drücken.
- **Übergang: 2. Kreisbewegung** – Hände steigen, kommen auf Brusthöhe zusammen, einen großen Kreis malen, bis Hände vor dem Bauch zu Yang-Händen werden.

3. Pfahlhaltung: Balltragende Haltung

(Yang-Hände vor dem unteren Dantian)

- Yang-Hände vor dem Unterbauch mit Kraftidee (balltragend).
- Basisaspekte präsent halten, zusätzlich auch:
  - Die Aufmerksamkeit wandert von der Stirn zum unteren Dantian.
- Die balltragende Haltung ist auch die **Ruhehaltung**.

Ü1: Reguliere den Atem, beruhige den Geist

(8-mal auf und ab)

- Yang-Hände steigen bis auf Brusthöhe, dabei einatmen; Hände drehen.
- Yin-Hände sinken zurück bis vor den Unterbauch, dabei ausatmen.
- Hände drehen zurück in Yang-Haltung = Ruhehaltung.
- Übergang: Ruhehaltung (balltragende Haltung) – einatmen zum Unterbauch, ausatmen zu den Fußsohlen, 3-mal wiederholen.

Ü2: Schiebe den Berg mit beiden Händen

(4-mal links, danach 4-mal rechts)

» Angedeuteter Bogenschritt, Hände in Dreieckshaltung (Handflächen nach außen beim Steigen/Ausatmen, nach innen beim Sinken/Einatmen).

» Zwischen Unterbauch und Brusthöhe schieben (auf) und ziehen (ab).

» Übergang: Ruhehaltung – 3 Atemzüge zu den Füßen.

Ü3: Der Schritt des Bären

(4-mal links und rechts im Wechsel)

» Angedeuteter Bogenschritt, Hohlfäuste (Finger zeigen nach unten), Halbkreis nach außen-vorn, Gewicht auf 70 nach vorn verlagern, dabei ausatmen.

» Am weitesten Punkt wieder zurück mit der Einatmung, Halbkreise schließen, Füße in Ausgangsposition und Richtung wechseln.

» Übergang: Ruhehaltung – 3 Atemzüge zu den Füßen.

Ü4: Der Kranich breitet seine Flügel aus

(4-mal links und rechts im Wechsel)

» Angedeuteter Sitz-Bogenschritt (Ballen berührt Boden, ziehend!), Hände gespreizt.

» Mit Einatmung Yin-Hände fast gestreckt bis Schulterhöhe heben (Ellbogen bleiben gebeugt), „gleiten“ (aus-/einatmen), mit Ausatmung zurück.

» Übergang: Ruhehaltung – 3 Atemzüge zu den Füßen.

Ü5: Himmel und Erde verbinden, die eigene Mitte stärken

(2-mal links und rechts im Wechsel)

» Hände heben, senken wie bei Ü1 („Reguliere den Atem").
» Vor dem Unterbauch Hände halbkreisförmig auseinanderziehen: eine Hand steigt, Handfläche nach außen (Yang = Himmel), gleichzeitig geht die andere Hand mit der Handfläche nach unten neben die Hüfte (Yin = Erde).
» Auf Kreisbahnen zuerst auf Brusthöhe, mit großem Kreis zurück zum unteren Dantian.
» Übergang: Ruhehaltung – 3 Atemzüge zu den Füßen.

Ü6: Der Elefant kreist mit der Hüfte

(4-mal links, gegen den Uhrzeigersinn, 4-mal rechts, im Uhrzeigersinn)

» Yang-Hände auf unterem Rücken, Gewicht nach rechts verlagern.
» Von rechts 4-mal über rechts vorn kreisen, 4-mal über rechts hinten.
» Das Gewicht und das Qi wandern über Fußaußenkanten, Zehen, Fersen.

Abschlussübung: Energie im unteren Dantian sammeln

» Körper im Gleichgewicht. Hände zu Yin-Händen drehen und Nieren reiben, Gürtelgefäß schließen, Nabel in beide Richtungen umkreisen.
» Innehalten: Hände auf den Unterbauch legen, Atembewegung dort wahrnehmen (3 Atemzüge).
» Energie von Händen abstreifen und zur Wurzel zurückführen.

Das „Haus des Qigong" verlassen

» Linken Fuß bewusst zum rechten setzen. Ende des **ÜBUNGSPROGRAMMS**.

Spickzettel II (Übungsübersicht)

Ausgangshaltung: Sich sammeln (mind. 3 Atemzüge beobachten)

Das „Haus des Qigong“ betreten

1. Pfahlhaltung: Stehen wie eine Kiefer (Basisaspekte!)

- Fußsohlen, wurzelnde Kraft, Bewegungen der Gelenke mit dem Atem
- Gesäß, Rücken, Bauch und Beckenboden, Oberkörper
- Arme, Ellbogen, Hände

2. Pfahlhaltung: Zwei Bälle ins Wasser drücken

- Kinn, Nacken, Mundwinkel, Blick

3. Pfahlhaltung: Balltragende Haltung

- Aufmerksamkeit wandert von der Stirn zum unteren Dantian

Ü1: Reguliere den Atem, beruhige den Geist

(8-mal auf und ab)

- Ruhehaltung (balltragende Haltung): 3 Atemzüge zu den Füßen

Ü2: Schiebe den Berg mit beiden Händen

(4-mal nach links, dann 4-mal nach rechts)

- Ruhehaltung: 3 Atemzüge zu den Füßen

Ü3: Der Schritt des Bären

(4-mal links/rechts im Wechsel)

» Ruhehaltung: 3 Atemzüge zu den Füßen

Ü4: Der Kranich breitet seine Schwingen aus

(4-mal links/rechts im Wechsel)

» Ruhehaltung: 3 Atemzüge zu den Füßen

Ü5: Himmel und Erde verbinden

(2-mal links/rechts im Wechsel)

» Ruhehaltung: 3 Atemzüge zu den Füßen

Ü6: Der Elefant kreist mit der Hüfte

(4-mal über rechts vorn, 4-mal über rechts hinten)

Abschlussübung – Energie im Unterbauch sammeln

» Nieren reiben, Gürtelgefäß schließen, Nabel umkreisen, Innehalten (Nabel)
» Energie von den Händen abstreifen, zur Wurzel zurückführen

Das „Haus des Qigong" verlassen

» Ende des **ÜBUNGSPROGRAMMS**

Videos

Mit dem Kauf des Buches stehen Ihnen insgesamt fünf Videos über QR-Codes zur Verfügung: vier Videos zum Mitüben und ein Erklärvideo.

Obwohl Qigong sehr gut draußen geübt werden kann, wurden die Übungsvideos absichtlich vor einem hellen, neutralen Hintergrund in einem Studio aufgenommen. Das bewirkt, dass man sich beim regelmäßigen Mitüben bestmöglich auf die Übungen konzentrieren kann. Dagegen wurde das Erklärvideo bewusst im Freien aufgenommen (mehr dazu s. Kapitel „Erklärvideo“, S. 222).

Ich wünsche Ihnen gutes Gelingen beim Mitüben!

Übungsvideo 1: Für Anfänger:innen und Fortgeschrittene mit begleitenden Ansagen zu Haltung und Vorstellungsbildern

Dieses Video des gesamten **ÜBUNGSPROGRAMMS** ist zum Sofort-Losstarten auch für Ungeübte gedacht, wie auch für das tägliche Üben über einen längeren Zeitraum. Hier zeige ich das Programm, wie es auch im Text in Kapitel „Die einzelnen Übungen im Detail“, S. 167, ausführlich beschrieben ist. Die Übungen werden aus dem schulterbreiten Stand heraus praktiziert. Statt der üblichen Schrittfolge wird der Fuß über die Ferse oder den Ballen aus dem schulterbreiten Stand nach außen aufgedreht, der Schritt nur angedeutet. Die Übungen sind dadurch einfacher zu erlernen. Ich gebe in den einzelnen Übungen Hinweise auf die jeweiligen Haltungen und die Positionen der Hände und Füße.

Die Hinweise zu den Haltungen sind sehr knapp. Wer eine ausführliche Erläuterung vor dem Einstieg ins Üben benötigt, wählt zunächst das Erklärvideo (s. S. 222).

Neben den Hinweisen zu den Körperhaltungen mache ich Ansagen zu Vorstellungsbildern, zu den inneren Haltungen. Sie sind als mentale Stärkung gedacht, um sich mehr zu spüren, Achtsamkeit, innere Kraft und eine positive Grundeinstellung zu entwickeln. Im Vordergrund meines **ÜBUNGSPROGRAMMS** steht die Aktivierung der Fähigkeiten für Selbstfürsorge und Selbstregulation. Daher sind meine Bilder als Impuls für die jeweils eigene Vorstellungswelt zu verstehen.

Meine Ansagen erfolgen mit ruhiger Stimme, sodass es Ihnen bestmöglich gelingen kann, sich durch die Übung „tragen“ zu lassen und die intellektuelle Aufmerksamkeit kontinuierlich zu reduzieren. Bei wiederholtem Üben mit diesem Video werden Sie vermutlich immer wieder neue Aspekte in meinen Ansagen entdecken, sodass auch ein längeres Üben (trotz des vielen Gesprochenen) inspirierend bleiben kann.

Übungsvideo 2: Für geübte Anfänger:innen, ohne begleitende Ansagen

Dieses Video zeigt dasselbe **ÜBUNGSPROGRAMM** mit den Bewegungen aus dem Stand und angedeuteten Schritten. Wenn Sie schon etwas Übungspraxis mit meinem Programm aus dem ersten Video haben, könnten Sie das Bedürfnis nach weniger Ansagen entwickeln. Damit Sie noch mehr in die innere Sammlung und zu eigenen Vorstellungsbildern finden, verzichte ich bei den Übungen-in-Bewegung auf die begleitenden Ansagen. Die Bezeichnung der Übungen sage ich an, auch manchen Wechsel. Es bleiben außerdem die meditativen Ansagen zu den Übungen-in-Ruhe und zur Abschlussübung, damit wir synchron zusammen üben können.

Übungsvideo 3: Für Fortgeschrittene inkl. Lockerungsübungen

Für Übende mit Vorerfahrung im Qigong oder Tai-Chi-Chuan sowie für Übende, die mit dem **ÜBUNGSPROGRAMM** mit den angedeuteten Schritten im Laufe der Zeit bestens vertraut sind, steht dieses Video zur Verfügung. Die Übungen erfordern mehr Koordinationsvermögen, weil die Schritte nach links und rechts als Bogenschritt oder Sitz-Bogenschritt aus der geschlossenen Fußposition heraus geübt werden. Hier sind die typischen Wechsel zwischen Yin und Yang durch die regelmäßige und bewusste Gewichtsverlagerung, die ein Gefühl des Pendelns entstehen lassen können, sowie das stete Steigen und Sinken, Öffnen und Schließen intensiver erlebbar, der Energiefluss ist durch die natürlichere Schritthaltung freier möglich.

Fortgeschrittenen in Lebenskrisen und Veränderungsprozessen empfehle ich trotzdem zunächst das erste Übungsvideo, da hier die begleitenden mentalen Ansagen eine besondere Rolle spielen.

Den Übungen vorangestellt sind Lockerungsübungen. In den Pfahlhaltungen sage ich zudem mehr Basisaspekte der Achtsamkeit an. Die Übungen selbst sind hier etwas langsamer praktiziert.

Übungsvideo 4: Die Lockerungsübungen separat

Im Video für Fortgeschrittene sind dem eigentlichen **ÜBUNGSPROGRAMM** noch Lockerungsübungen vorangestellt, bei denen die Großgelenke von unten nach oben durchbewegt und gelockert werden. Hierbei entsteht bereits ein Gefühl von innerer Sammlung, man kommt mehr bei sich selbst an, wandert mit der Aufmerksamkeit zu den einzelnen Punkten des Körpers. Die Achtsamkeit und das Empfinden für den eigenen Körper werden geschult.

Für diejenigen, die nach den Übungsvideos 1 und 2 üben, besteht mit diesem kurzen Video ebenfalls die Möglichkeit, die Lockerungsübungen vorweg zu schalten.

Erklärvideo: Grundlegendes und Erläuterungen der einzelnen Übungen

In diesem Video erläutere ich Grundlegendes zu Qigong-Übungen und gebe detaillierte Erläuterungen zu den einzelnen Übungen und Haltungen. Ich mache auch auf typische Fehler aufmerksam. Es lohnt sich, ab und zu die detaillierten Textbeschreibungen oder das Erklärvideo zu Rate zu ziehen, um die Bewegungsabläufe einzelner Übungen genauer zu studieren. Im Unterricht korrigiert der:die Lehrer:in, zu Hause sind Sie beim Üben auf sich selbst gestellt.

Themen:

» Verschiedene Videos zum Mitüben

» Die Wirkungsweise meines **ÜBUNGSPROGRAMMS**

» Grundhaltung und Schritte

- Anfangsübung: Sich sammeln und das „Haus des Qigong“ betreten
- Die drei Pfahlhaltungen und die Basisaspekte der Achtsamkeit
- Die Ruhehaltung
- Die sechs Übungen-in-Bewegung (mit den Einzelübungen)
- Abschlussübung (mit den einzelnen Elementen) und das „Haus des Qigong“ verlassen
- Ohne Videos üben

Die Wahl des Aufnahmeortes:
Für die Aufnahmen habe ich bewusst einen Ort im Grünen ausgewählt, wie er in ähnlicher Form im urbanen wie im ländlichen Raum zu finden ist. Alle „Fünf Elemente/Wandlungsphasen“ sind hier für mich wahrnehmbar, was den Ort für mich besonders kraftvoll und heilsam macht.

Ich befinde mich auf einer eher extensiv gepflegten Lichtung in einem alten Park, umgeben von vielen großen Bäumen, die das „Stehen wie eine Kiefer“ bestens symbolisieren (unten fest, oben leicht). Die Kraft der Bäume ist allgemein bekannt und wird seit einiger Zeit auch im aus Japan stammenden „Waldbaden“ genutzt. Der Baum ist das Sinnbild für das Element „Holz“. Es steht für Entfaltung und Wachstum, auch im übertragenen Sinne.

Die gewählte Wiese mit ihrem kräftigen Grün gehört ebenfalls zum Element „Holz“. Sie ist reicher an (Lebens-)Energie als ein getrimmter Rasen. Da die Übungen im Stehen ausgeführt werden, stört auch etwas höheres Gras nicht.

Im Hintergrund befinden sich alte Obstbäume. Reifes Obst wird in der TCM dem Element „Erde“ zugeordnet. Das Streuobst steht also für die Erdung und die Stärkung der Mitte.

Zu sehen ist auch eine große Fläche an Brennnesseln, eine traditionelle Heilpflanze nach europäischer und chinesischer Medizin. Sie hilft beim Entgiften und Entschlacken, also auch beim Loslassen. Sie ist in der TCM dem Element „Feuer“ zugeordnet, zu dem die Psyche und der Verstand gehören. Entsprechend hilft die Brennnessel bei Erschöpfungszuständen, wie sie in Lebenskrisen und Abschiedsprozessen auftreten können.

Die Aufnahmen entstanden im Sommer am späten Nachmittag bis in die Sonnenuntergangszeit hinein, die zum Element „Metall" gehört. Zum „Metall" gehört als Organ die Nase, also das Atmen, das auf einer frischen Wiese besonders angenehm und vitalisierend ist.

Nicht sichtbar ist das Grundwasser, das vor allem die Bäume nährt und zum Element „Wasser" gehört. Das Element „Wasser" symbolisiert unter anderem die Ruhe und die Regenerationsfähigkeit, um kreativ neue Energien zu schöpfen.

Wenn Sie auch im Freien üben wollen, suchen Sie sich einen für Sie geeigneten, kraftvollen und eher ruhigen Ort. Schnelle Fließgewässer, tosendes Meer und viel Wind sollten eher nicht dabei sein, weil hierdurch die Energien stark verwirbelt oder weggezogen werden.

Poster mit Fotoanleitung

Die Poster (Download per QR-Code) zeigen die Abfolge der Übungen als Fotoanleitung (1× im Überblick, 1× im Detail). Anfänger:innen und Fortgeschrittene können nach einiger Erfahrung mit meinem **ÜBUNGSPROGRAMM** eigenständig üben, wodurch es viel besser möglich ist, in die innere Sammlung zu kommen und eigene Vorstellungsbilder zu entwickeln.

Die detaillierte Fotoanleitung zu den Übungen können Sie auch als Poster im Buchhandel erwerben (ISBN 978-3-99002-141-5) – Details siehe S. 237.

Endnoten

1 Müller, Heidi und Willmann, Hildegard, 2016: Trauer: Forschung und Praxis verbinden. Zusammenhänge verstehen und nutzen. Göttingen: Vandenhoeck & Ruprecht. S. 47 ff.

2 Müller/Willmann, S. 55

3 I-Ging: Das Buch der Wandlungen, 1995: Hrsg. Richard Wilhelm. München: Dietrichs. S. 11

4 Maciocia, Giovanni, 1994: Die Grundlagen der Chinesischen Medizin. Kötzting: Verl. für Traditionelle Chinesische Medizin Wühr. S. 1

5 Auerbach, Christian, 2019: https://taiji-forum.de/qigong (abgerufen 15.10.2019)

6 Maciocia, S. 4

7 Jiao, Guorui, 2001: Qigong Yangsheng. Gesundheitsfördernde Übungen der traditionellen chinesischen Medizin. 6. Aufl. Uelzen: Med.-Literarische Verl-Ges. S. 131

8 Maciocia, S. 39

9 Jiao, 2001, S. 87 ff.

10 Brecher, Paul, 2004: Energieströme des Körpers. Köln: Taschen. S. 60

11 Maciocia: Ab Seite 17 erklärt Maciocia Grundsätze zu den Fünf Elementen/Fünf Wandlungsphasen, wie ich sie im nachfolgenden Text darstelle.

12 Brecher, S. 56

13 Jiao, 2001, S. 59

14 Jiao, 2001, S. 15

15 Raab, Cornelia, 2008: TCM für Einsteiger. Das Praxisbuch zur Selbstbehandlung mit Akupressur, Massagen, Qi Gong, Ernährung und Arzneien. München: BLV. S. 82

16 Maciocia, S. 137

17 Maciocia: Vgl. die Erläuterungen zu den Emotionen ab S. 137

18 Ploberger, Florian, 2006: Psychologische Aspekte in der Traditionellen Chinesischen Medizin. Schiedlberg/Österreich: Bacopa. Vgl. die Erläuterungen zu den Emotionen ab S. 29

19 Thambirajah, Radha, 2006: Energetik in der Akupunktur. München: Urban & Fischer. S. 421

20 Schmidt, Gunther, 2015: Liebesaffären zwischen Problem und Lösung. 6. Aufl. Heidelberg: Carl Auer. S. 45

21 Buttler, Heiko und Goslar, Cora, 2020: Die fünf Abschiedsphasen nach Elisabeth Kübler-Ross mit Blick auf die Fünf Wandlungsphasen der TCM. Unveröffentlicht.

22 Thambirajah, S. 307

23 Thambirajah, S. 382

24 Thambirajah, S. 418

25 Maciocia, S. 55

26 Rappenecker, Wilfried, 2007: Fünf Elemente und zwölf Meridiane. Ein Handbuch für Shiatsu, Akupunktur und Körperarbeit. 2. Aufl. Lehrte: Felicitas-Hübner-Verl. S. 56

27 Rappenecker, S. 88

28 Morell, Mike, 2019: Depression in der TCM. Webinar am 25.09.2019 und Skript. Freiburg: Avicenna-Institut (Selbstverlag); Webinar: https://www.crowdcast.io/e/depressionen-in-der-tcm

29 Morell, 2019, S. 12

30 Auerbach, abgerufen 2019

31 Auerbach, abgerufen 2019

32 Eydt, Christoph, 2019: https://taiji-forum.de/tai-chi/unterschied-zwischen-tai-chi-und-qigong/#ueberblick (abgerufen am 19.10.2019)

33 Jiao, Guorui, 2009: Die 15 Ausdrucksformen des Taiji-Qigong. Gesundheitsfördernde Übungen der traditionellen chinesischen Medizin. 10. Aufl. Uelzen: Med.-Literarische Verl-Ges. S. 17

34 Jiao, 2001, S. 57

35 Schmidt, 2015, S. 54

36 MBSR-Verband Schweiz, 2019: https://www.mindfulness.swiss/achtsamkeit/achtsamkeit/ (abgerufen am 24.10.2019)

37 Schmidt, Gunther, 2006: Systemische und hypnotherapeutische Konzepte in Organisationsberatung, Coaching und Persönlichkeitsentwicklung. Vollständige Aufnahme der Ausbildung 2004–2005 in Siedelsbrunn. Augsburg: Jokers Edition

38 Fischer, Klaus und Schwarze, Micheline, 2010: Qigong in Psychotherapie und Selbstmanagement. Reihe: Leben Lernen, 207. Stuttgart: J.G. Cotta'sche Buchhandlung Nachfolger. S. 11

39 Hofmann-Huber, Barbara, 2019: Qigong in der Psychotherapie. Selbstwirksamkeit aus der inneren Mitte. München: Ernst Reinhardt. S. 57

40 Jiao, 2001, S. 60

41 Jiao, 2009, S. 11

42 Jiao, 2001, S. 61

43 Jiao, 2001, S. 66

44 Jiao, 2009, S. 32

45 Fischer/Schwarze, S. 148

Danksagung

Grundlage für das vorliegende Buch stellt die Abschlussarbeit dar, die ich im Rahmen meiner Ausbildung zur Diplom-Qigong-Kursleiterin im Shenjing-Qigong-Institut in Hannover von Ernst-Michael Beck verfasst habe. Die Ausbildung begann 2017 kurz nach dem Tod meines Mannes, der mein erster Qigong-Yangsheng-Lehrer war. Das Diplom erhielt ich im Februar 2020.

Bis zur Fertigstellung dieses Buches haben viele Menschen auf meinem Lebensweg auf die eine oder andere Weise, direkt und indirekt, an dessen Verwirklichung mitgeholfen. Ihnen allen danke ich von Herzen! Hervorheben möchte ich folgende Personen:

- Kurt Oehlschläger († 2017), Physiotherapeut mit Spezialisierung auf Shiatsu-Massage und Akupunkt-Massage nach Penzel sowie Schüler von Ernst-Michael Beck. Kurt war mein Mann und Qigong-Lehrer, der mir das Universum des Qigong in 8 Brokaten näherbrachte. Von ihm lernte ich außerdem das Duft-Qigong und das Guolin-Qigong nach Zhang Xiao Ping aus Wien (s. u.).
- Britta, Constanze, Helmut, Maya, Melli und Stella (Namen geändert), die mein **ÜBUNGSPROGRAMM** über mehrere Monate testeten und mir wertvolle Rückmeldungen gaben.
- Die Teilnehmerinnen der zwei Qigong-Kurse von Kurt, die in meine Fähigkeiten, die Kurse weiter anzuleiten, vertrauten und mir in meinem Prozess des Loslassens und Neubeginnens Zuversicht und Halt gaben.
- Familie, Freund:innen und Kolleg:innen, die mich in schwierigen Zeiten von Herzen unterstützten und denen ich mich auch „zumuten" durfte.
- Heike John, die mir die Abschiedsphasen nach Elisabeth Kübler-Ross näherbrachte und mich im Sterbeprozess meines Mannes genauso fachkompetent wie liebevoll begleitete. Ihre vorausschauenden Erklärungen erleichterten mir die jeweils nächsten Schritte auf unbekanntem Terrain.
- Ernst-Michael Beck, Arzt, Qigong-Lehrer und Schüler von Prof. Jiao Guorui, Mitbegründer der Medizinischen Gesellschaft für Qigong Yangsheng e.V. Bonn und Leiter des Shenjing-Qigong-Instituts in Hannover, der mir die

Tiefen mehrerer Übungsmethoden von Jiao kompetent näherbrachte. Dankbar bin ich insbesondere für seine Fähigkeit, die Bewegungen achtsam in kleinste Einheiten zu zerlegen, um die Dynamiken besser wahrnehmen zu können.

» Urs Zimmerli, Qigong-Lehrer mit Qigong-Schule in Bern sowie Dozent und Schüler von Ernst-Michael Beck, der mir mit Rat und Tat auf meinem Weg zum Diplom zur Seite stand. Insbesondere unser fachlicher Diskurs zu den Aussagen in meiner Abschlussarbeit war für mich sehr wertvoll.
» Zhang Xiao Ping, Meister verschiedener Kampfkünste und des Qigong mit Kampfkunst-Schule in Wien und regelmäßiger Gastdozent an der Willy-Penzel-Akademie für Akupunkt-Massage in Heyen, Niedersachsen, bei dem ich meine Kenntnisse im Duft-Qigong und Guolin-Qigong vertieften konnte. Herr Zhang beantwortete auch gern meine Fragen zu Trauer- und Abschiedsprozessen aus der Sicht der TCM.
» Mike Morell, Heilpraktiker und TCM-Spezialist in Freiburg, der mir wichtige Hinweise in Bezug auf den emotionalen Aspekt in Abschiedsprozessen und auf die Entstehung von Depressionen gab.
» Achim Nestler, Personal Coach und Fachmann für buddhistische Psychologie, der mir beibrachte, meinen „Gedankengarten“ in optimaler Weise zu bestellen.
» Volker und Gabriele Graf, Tai-Chi-Chuan- und Qigong-Lehrer:in, die mich im Tai-Chi-Chuan (authentischer Yang-Stil) und Qigong unterrichteten, in mir die Freude und Neugier am Qigong weckten und meine Wahrnehmung für energetisch optimale Haltungen und Bewegungen schärften.
» Tanja und Satyo, die mir als „Probe-Leserinnen“ wertvolle Impulse gaben.
» Dr. Sigrid Neulinger und Lea Schenner, MA, vom Facultas Universitätsverlag, sowie Mag. Katharina Schindl (Lektorat) und Florian Spielauer (Typographie und Satz), die mich wertschätzend und kompetent auf dem Weg zur Buchveröffentlichung unterstützten. Im äußerst angenehmen Austausch war es kaum hinderlich, dass Wien und Hannover viele Kilometer trennen.

Quellen und weiterführende Literatur

Beck, Ernst-Michael und Zimmerli, Urs, 2016: Qigong Yangsheng – Die 8 Brokate nach Prof. Jiao Guorui. Qigong Lehrmittel (DVD). Bern: Selbstverlag.

Beck, Ernst-Michael und Zimmerli, Urs, 2016: Qigong Yangsheng – Die 15 Ausdrucksformen nach Prof. Jiao Guorui. Qigong Lehrmittel (DVD). Bern: Selbstverlag.

Beck, Ernst-Michael und Zimmerli, Urs, 2016: Qigong Yangsheng – Das Spiel der 5 Tiere nach Prof. Jiao Guorui. Qigong Lehrmittel (DVD). Bern: Selbstverlag.

Fischer, Klaus und Schwarze, Micheline, 2010: Qigong in Psychotherapie und Selbstmanagement. Reihe: Leben Lernen, 207. Stuttgart: Cotta'sche Buchhandlung Nachfolger. 2014 als E-Book erschienen.

Hemm, Dagmar und Noll, Andreas, 2019: Die Organuhr. Gesund im Einklang mit unseren natürlichen Rhythmen. 3. Aufl. München: Gräfe und Unzer.

Hofmann-Huber, Barbara, 2019: Qigong in der Psychotherapie. Selbstwirksamkeit aus der inneren Mitte. München: Ernst Reinhardt.

Jiao, Guorui, 1992: Das Spiel des Bären aus dem Spiel der 5 Tiere. Qigong Yangsheng – Gesundheitsfördernde Übungen der traditionellen chinesischen Medizin. Kulmbach: ML-Buchverlag. (DVD)

Jiao, Guorui, 1992: Das Spiel des Kranichs aus dem Spiel der 5 Tiere. Qigong Yangsheng – Gesundheitsfördernde Übungen der traditionellen chinesischen Medizin. Kulmbach: ML-Buchverlag. (DVD)

Jiao, Guorui, 1992: Die 15 Ausdrucksformen des Taiji-Qigong. Qigong Yangsheng – Gesundheitsfördernde Übungen der traditionellen chinesischen Medizin. Kulmbach: ML-Buchverlag. (DVD)

Jiao, Guorui, 2015: Qigong Yangsheng. Chinesische Übungen zur Stärkung der Lebenskraft. 11. Aufl. Frankfurt/M: Fischer.

Jiao, Guorui, 2016: Die 15 Ausdrucksformen des Taiji-Qigong. Gesundheitsfördernde Übungen der traditionellen chinesischen Medizin. 12. Aufl. Uelzen: Med.-Literarische Verl-Ges.

Jiao, Guorui, 2018: Die 8 Brokatübungen. Bewegung und Ruhe. Qigong Yangsheng. Gesundheitsfördernde Übungen der traditionellen chinesischen Medizin. 8. Aufl. Uelzen: Med.-Literarische Verl-Ges.

Jiao, Guorui, 2019: Das Spiel der 5 Tiere. Qigong. Gesundheitsfördernde Übungen der traditionellen chinesischen Medizin. 6. Aufl. Uelzen: Med.-Literarische Verl-Ges.

Jiao, Guorui, 2020: Die 8 Brokatübungen. Kulmbach: ML-Buchverlag. (DVD)

Kast, Verena, 2013: Trauern: Phasen und Chancen des psychischen Prozesses. Stuttgart: Kreuz.

Kübler-Ross, Elisabeth, 2019: Über den Tod und das Leben danach. Güllesheim: Silberschnur.

Maciocia, Giovanni, 2016: Grundlagen der Chinesischen Medizin. Urban & Fischer/Elsevier.

Morell, Mike und Begyn, Christian, 2008: Die Fünf-Elemente-Küche für Genießer. Mit der Traditionellen Chinesischen Medizin zum inneren Gleichgewicht. München: Südwest.

Müller, Heidi und Willmann, Hildegard, 2016: Trauer: Forschung und Praxis verbinden. Zusammenhänge verstehen und nutzen. Göttingen: Vandenhoeck & Ruprecht.

Platsch, Klaus-Dieter, 2014: Die Fünf Wandlungsphasen. Das Tor zur chinesischen Medizin. München: Elsevier/Urban & Fischer.

Ploberger, Florian, 2006: Psychologische Aspekte in der Traditionellen Chinesischen Medizin. Schiedlberg: Bacopa.

Raab, Cornelia, 2008: TCM für Einsteiger. Das Praxisbuch zur Selbstbehandlung mit Akupressur, Massagen, Qi Gong, Ernährung und Arzneien. München: BLV.

Schmidt, Gunther, 2020: Einführung in die hypnosystemische Therapie und Beratung. 9. Aufl. Heidelberg: Carl Auer.

Taiji-Forum – Taijiquan und Qigong Portal Deutschland. Beiträge z. B. zu Qigong, Geschichte des Qigong, Prof. Jiao Guorui, Qigong Yangsheng, das Taiji, das Dantian, Unterschied zwischen Qigong und Tai-Chi-Chuan. Autoren u. a.: Christian Auerbach, Ernst-Michael Beck, Christoph Eydt, Nils Klug, Markus Ruppert, Wu Zhongxian. Nils Klug, Hannover.

Thambirajah, Radha, 2016: Energetik in der Akupunktur. Urban & Fischer Verlag/Elsevier.

Wilhelm, Richard (Hrsg.), 2016: I Ging: Das Buch der Wandlungen. Aus dem Chinesischen übertragen. Books on Demand: Jazzybee.

Stichwortverzeichnis

Zusätzlich im Buchhandel und auf facultas.at erhältlich:

Fotoanleitung zum Übungsprogramm im Detail

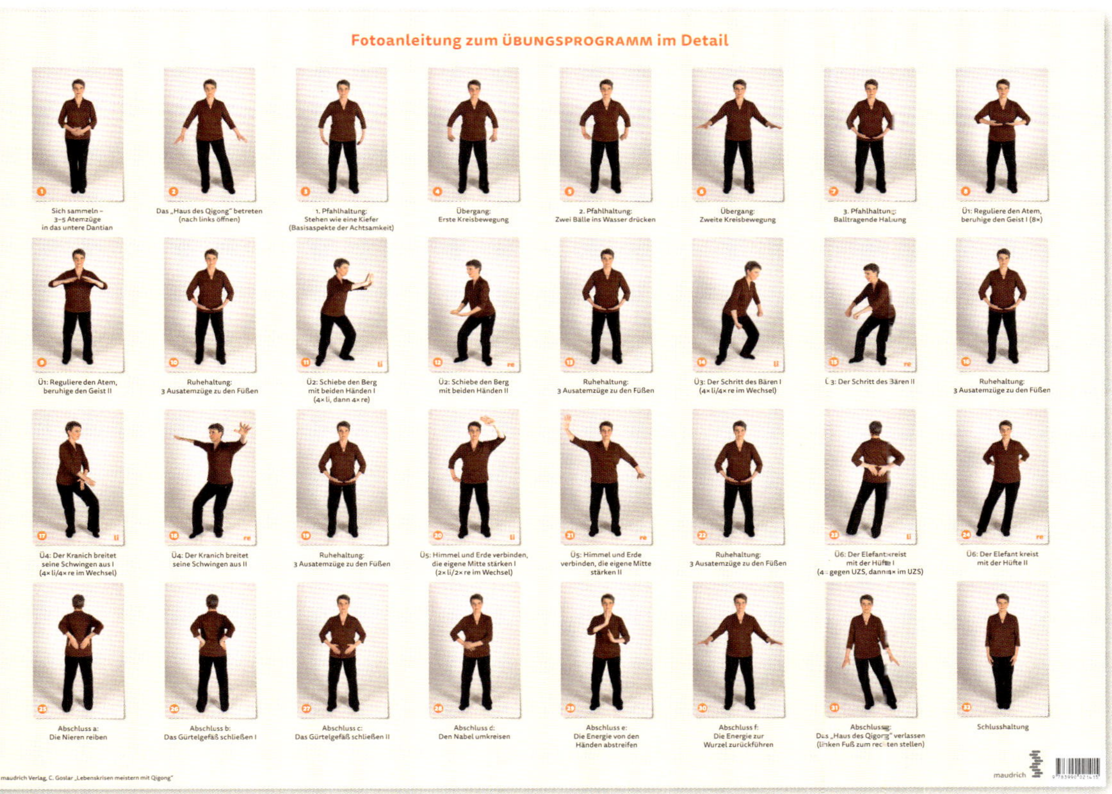

Poster, A2, laminiert
EUR 4,10 (A)/EUR 3,99 (D)
ISBN 978-3-99002-141-5

Bildverweise

S. 5, 20–21, 156–157: © Todd Fuller, Adobe Stock; S. 13, 56: © Florian Spielauer; S. 19, 69, 113, 132, 168, 172, 176, 180, 184, 188, 192, 196, 200, 204, 208, 211, 213: © fotofilmerei; S. 23, 43, 52, 103, 142: © Cora Goslar; S. 32: © sasapanchenko, Adobe Stock; S. 46: © vincent369, iStock; S. 48: © Angelika Bentin, Adobe Stock; S. 49: © Wiktor, Adobe Stock; S. 51: © Facultas Verlags- und Buchhandels AG; S. 54, 80: © olympuscat, iStock; S. 59: © fotomek, Adobe Stock; S. 60: © anamaline, Adobe Stock; S. 61: © Africa Studio, Adobe Stock; S. 63: © E. Zacherl, Adobe Stock; S. 66: © hjschneider, Adobe Stock; S. 68: © WilliamJu, Adobe Stock; S. 72: © Mimai Mig, iStock; S. 89: © suteishi, iStock; S. 93: © nirutft, Adobe Stock; S. 98: © Thomas_Zsebok_Images, iStock; S. 101: © Elen11, iStock; S. 104: © May_Chanikran, iStock; S. 106: © Sandra Look-Haasler; S. 116: © euthymia, Adobe Stock; S. 120: © Mit freundlicher Genehmigung der Medizinischen Gesellschaft für Qigong Yangsheng e.V. Aus: Jiao, Guorui, 2009: Die 15 Ausdrucksformen des Taiji Qigong. Gesundheitsfördernde Übungen der traditionellen chinesischen Medizin. 10. Auflage. Uelzen: Med.-Literarische Verl.-Ges.; S. 150: © fizkes, iStock;

Fotos und Videos zum Qigong-Übungsprogramm

fotofilmerei.de: Annett Wonneberger (Fotografie), Jo Hofacker (Film), Hannover 2021

Musikauswahl in den Videos

Übungsvideos 1–4: MARiAN: For meditation. https://audiojungle.net/user/-marian- (Abgerufen von fotofilmerei, August 2021)

Erklärvideo: EightBallAudio: The meditation. https://elements.envato.com/user/EightBallAudio (Abgerufen von fotofilmerei, September 2021)